Beiträge zur Gesundheitsökonomie und Versorgungsforschung (Band 27)
Andreas Storm (Herausgeber)

Was Ärzte über die Digitalisierung des Gesundheitswesens denken

Beiträge zur Gesundheitsökonomie und Versorgungsforschung (Band 27)

Was Ärzte über die Digitalisierung des Gesundheitswesens denken
Ein Report von DAK-Gesundheit und Ärzte Zeitung

Herausgeber:
Andreas Storm, Vorsitzender des Vorstands der DAK-Gesundheit
DAK-Gesundheit
Nagelsweg 27–31, D-20097 Hamburg

Autoren:
Gerlinde Bendzuck
Franz-Helmut Gerhards
Hauke Gerlof
Dr. Ilona Köster-Steinebach
Dr. Thomas Kriedel
Christian Rebernik
Dr. Alexander Schachinger
Andreas Storm
Marcel Weigand

Redaktion:
Jörg Bodanowitz
DAK-Gesundheit
Nagelsweg 27-31, D-20097 Hamburg
E-Mail: joerg.bodanowitz@dak.de

Hamburg
Januar 2019

Bibliografische Informationen der Deutschen Nationalbibliothek
Die Deutsche Nationalbibliothek verzeichnet diese Publikation in der Deutschen Nationalbibliografie; detaillierte bibliografische Daten sind im Internet über http://dnb.d-nb.de abrufbar.

© 2019 medhochzwei Verlag GmbH, Heidelberg
www.medhochzwei-verlag.de

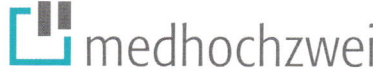

ISBN 978-3-86216-546-9

Druck: mediaprint solutions GmbH, Paderborn
Titelbild: Foto Touch-Screen: istockphoto/HASLOO;
Foto Frau: istockphoto/KatarzynaBialasiewicz
Printed in Germany

Vorwort

Die Digitalisierung des deutschen Gesundheitswesens wird sich wie ein roter Faden durch die versorgungs- und gesundheitspolitische Debatte der kommenden Jahre ziehen. Wer digitale Lösungen heute nicht mitdenkt, macht einen Fehler. Egal, ob es um neue Ansätze im Bereich der Prävention geht, die Weiterentwicklung der Altenpflege oder die Frage, wie wir die ambulante und die stationäre Versorgung besser vernetzen können: Die Digitalisierung ist eine Chance, neue Wege zu gehen und neue Perspektiven für alle Beteiligten im deutschen Gesundheitswesen zu eröffnen.

Wir müssen die Digitalisierung vom Patienten her denken. Sie dient einem klaren Ziel: Die Dinge sollen für Patienten, für Ärzte, Krankenhäuser, Pflegedienste, Therapeuten und auch die Krankenkassen einfacher, schneller, unkomplizierter und vor allem für Patienten transparenter werden. Das erfordert allerdings, über Strukturen und Prozesse in der Versorgung neu nachzudenken, über Rollen und liebgewordene Gewohnheiten. Wir werden es mit besser informierten Patienten und kritischeren Versicherten zu tun haben. Datensicherheit und Datenschutz müssen noch stärker in den Fokus rücken als bisher. Und wir stehen vor der Aufgabe, im europäischen Vergleich aufzuholen.

Im Mittelpunkt dieses Buches steht eine von der DAK-Gesundheit und der Ärzte Zeitung zum zweiten Mal gemeinsam durchgeführte Studie. Daran haben sich 2300 Ärztinnen und Ärzte beteiligt, mehr als doppelt so viele wie im Jahr zuvor. Vielen Dank dafür!

Dieses Buch versammelt darüber hinaus eine Reihe von Autorinnen und Autoren, die die Debatte um die Digitalisierung des deutschen Gesundheitswesens aus verschiedenen Perspektiven betrachten. Die einzelnen Beiträge geben den Stand der aktuellen Positionen wider und sind damit auch als ein Kommentar der aktuellen Debatte sowie der Ergebnisse unserer Studie lesbar. Gleichzeitig verdeutlichen sie aber auch, dass es eine grundsätzliche Einigkeit darüber gibt, dass die Digitalisierung viele Chancen für eine Weiterentwicklung unseres Gesundheitswesens bietet. Machen wir gemeinsam das Beste daraus.

Andreas Storm

Vorstandsvorsitzender der DAK-Gesundheit

Hamburg, Januar 2019

Inhaltsverzeichnis

1. Ergebnisse des Digitalisierungsreports von DAK-Gesundheit und Ärzte Zeitung

Dr. Alexander Schachinger

1.1 Hintergrund und Methodik

Studien, wie Ärzte zu Themen wie eHealth und Telemedizin stehen oder ob Ärzte Anwendungen dieser Art nutzen, gibt es viele. Die Deutsche Ärzte- und Apothekerbank, die Kassenärztliche Bundesvereinigung, die Stiftung Gesundheit oder der Marburger Bund, um nur die bekanntesten Akteure zu nennen, publizieren teilweise jährlich Untersuchungen und Befragungen zu diesen Themen[1]. Die Mehrheit analysiert jedoch überwiegend entweder den Status quo oder hat einen Fokus auf systeminterne IT-Lösungen oder IT-Innovationen innerhalb der medizinischen Versorgung. Die Welt der Apps und Start-ups für Bürger und Patienten, die Welt von *Ada Health*, *Caterna*, *Deprexis*, *MySugr*, *Selfapy*, *Tinnitracks Vivy* und vielen anderen, hat in diesen Studien entweder nur einen marginalen Stellenwert oder diese Angebote werden nicht explizit als Herausforderung für die ärztliche Versorgung thematisiert.

Wie genau sieht die Welt der Ärzte und Apps eigentlich aus?

Diese Welt ist neben anderen Aspekten der Digitalisierung zentraler Gegenstand des Digitalisierungsreports mit seinen Partnern DAK-Gesundheit und Ärzte Zeitung: Neue digitale Versorgungslösungen, die überwiegend auf dem Smartphone des Patienten laufen, die mit der ärztlichen Versorgung verflochten sind und in ersten erfolgreichen Schritten ihren Platz in der Versorgung finden. Der Report wurde als anonyme Online-Befragung von Ärzten durchgeführt. Kerninteressen des Befragungsprojektes sind:

a) die Analyse des Kenntnisstandes

b) die Analyse der Nutzenbewertung

c) Bewertungen von Szenarien zur Integration in die tägliche Arbeit

Analog zum E-Patient Survey der EPatient RSD GmbH, der seit 2010 jährlich durchgeführten landesweit größten Online-Befragung unter Gesundheitssurfern und digitalen Patienten[2], soll der Digitalisierungsreport der DAK-Gesundheit und der Ärzte Zeitung Einschätzungen, Haltungen und Trends erfassen und analysieren. Das

---

1 Siehe exemplarisch: Pressemitteilung der Deutschen Apotheker- und Ärztebank vom 29.10.2018: „Digital first? Beispiele aus der ambulanten Praxis", Pressemitteilung der KBV vom 23.10.2018: „Wie sieht es mit der Digitalisierung in Praxen aus?", Pressemitteilung des Marburger Bundes vom 15.12.2017: „Digitales Krankenhaus: Große Hoffnungen, ernüchternde Realität", Pressemitteilung vom Bundesverband Managed Care und McKinsey vom 27.09.2018: „Digitalisierung im Gesundheitswesen" sowie die jährlichen Studien der Stiftung Gesundheit unter: www.stiftung-gesundheit.de/stiftung/studien.html (Abruf: 27.11.2018).

2 Siehe unter www.epatient-survey.de

Projektmanagement und die Durchführung des Digitalisierungsreports lagen bei der EPatient RSD GmbH.

Im Herbst 2017 wurde mit 1.147 Befragten der erste Digitalisierungsreport durchgeführt und seine Ergebnisse am 1. Februar 2018 vollständig veröffentlicht[3]. Neben der digitalen und der Printausgabe der Ärzte Zeitung nutzte der Springer Medizin Verlag auch mehrere Fachnewsletter, um Ärzte zur Teilnahme an der Befragung aufzurufen. Außerdem unterstützten der Hartmannbund und das Online-Ärztenetzwerk Esanum die Online-Befragung.

Die wichtigsten Ergebnisse des ersten Digitalisierungsreports:

Ergebnisse des ersten Digitalisierungsreports

- Mediziner befürworten digitale Lösungen im Gesundheitssektor. Rund 80 Prozent halten beispielsweise Videosprechstunden und Online-Coachings für nützliche Ansätze. Vor allem junge Ärzte sind digitalen Lösungen gegenüber offen.

- Allerdings sind viele Möglichkeiten und Lösungen im Bereich eHealth unter Medizinern noch nicht oder noch nicht lange bekannt: Von der digitalen Gesundheitsakte hatte bis zum Erhebungszeitraum im Spätsommer/Herbst 2017 nur jeder zweite gehört.

- Die Befragten sind der Meinung, dass digitale Angebote konkrete Vorteile für die Behandlung haben. Jedoch ist zum Beispiel ein ortsunabhängiger Austausch zwischen Arzt und Patient per Videokonferenz im Zeitraum der Befragung nur eingeschränkt möglich: Das damals noch bundesweit geltende Fernbehandlungsverbot sieht vor, dass ein Arzt einen Patienten persönlich untersucht haben muss, bevor er Telemedizin einsetzen darf.

- Den meisten Ärzten ist es wichtig, dass Apps mit therapeutischer oder diagnostischer Funktion auf ihren Nutzen geprüft werden. 80 Prozent verlangen einen Nachweis des Nutzens durch klinische Studien, so wie es bei Medikamenten üblich ist. Und parallel dazu: Mehr als zwei Drittel der befragten Ärzte halten digitale Lösungen für so vielversprechend, dass ihnen die eigene Einschätzung reicht. Sie würden Apps auch ohne Evidenznachweis empfehlen, wenn sie selbst von dem Produkt überzeugt sind.

1.1.1 Der Digitalisierungsreport 2019

Beim zweiten Digitalisierungsreport konnte, insbesondere durch neu hinzugekommene Projektpartner, die Teilnehmerzahl gegenüber dem Vorjahr mehr als verdoppelt werden: 2.313 Ärztinnen und Ärzte nahmen am zweiten Digitalisierungsreport während der Feldzeit zwischen September und November 2018 teil. Davon haben 945 alle 33 mehrheitlich geschlossenen und wenige offene Fragen vollständig beantwortet. Neben der Ärzte Zeitung bzw. dem Springer

---

3   Siehe unter: www.dak.de/digitalisierungsreport

Medizin Verlag sowie dem Hartmannbund unterstützten die Online-Befragung dieses Jahr zusätzlich mit ihren jeweiligen Newslettern und Webreichweiten:

- der Bundesverband Deutscher Internisten e. V.

- die Deutsche Gesellschaft für Innere Medizin e. V.

- die Monks Ärzte im Netz GmbH

- der Spitzenverband Fachärzte Deutschlands e. V.

Da im Vergleich zum Vorjahr viele Fragen optimiert und überarbeitet wurden, konnten nur wenige Fragen mit den Ergebnissen des Vorjahres im Sinne einer Trendentwicklung direkt verglichen werden. Mit dem Vorjahr vergleichbare Fragen werden im folgenden Ergebniskapitel entsprechend erwähnt. Die Themen des Reports sind vereinfacht dargestellt in folgende Bereiche aufgeteilt:

1. Bekanntheit und Nutzungsverbreitung digitaler Versorgungslösungen

2. Nutzenbewertung digitaler Versorgungslösungen

3. Regulative Lösungsvorschläge zur Integration digitaler Angebote in die tägliche Arbeit

4. Evaluation konkreter Szenarios digitaler Versorgungslösungen

5. Soziodemografie der Befragten

Ziel des Digitalisierungsreports

Alle Ergebnisse der Antworten werden einzeln dargestellt und zum Teil in Bezug gesetzt mit der aktuellen Marktsituation von webbasierten Versorgungslösungen für Patienten. Hierbei wird mehrheitlich auf die seit 2014 von der EPatient RSD GmbH durchgeführten Marktbeobachtungen des digitalen Gesundheitsmarktes Bezug genommen[4]. Im Kapitel zum digitalen Gesundheitsmarkt in diesem Buch gibt eine kurze Zusammenfassung der aktuellen Entwicklung digitaler Versorgungsmodelle.

1.2 Die Ergebnisse

1.2.1 Soziodemografie der Teilnehmer

Im Folgenden werden die Teilnehmer nach ihren soziodemografischen und beruflichen Charakteristika vorgestellt. Auch in den weiteren inhaltlichen Kapiteln werden jeweils am Ende relevante soziodemografische Unterschiede in den Ergebnissen dargestellt.

Geschlecht

Ein Großteil der Teilnehmer dieser Befragung ist männlich. Das Geschlechterverhältnis lieg bei (m:f) 7:3.

---

4   Siehe unter www.dgm-report.de

Mehr Männer als Frauen nahmen teil

Abbildung 1: Geschlecht der Teilnehmer (n=920)

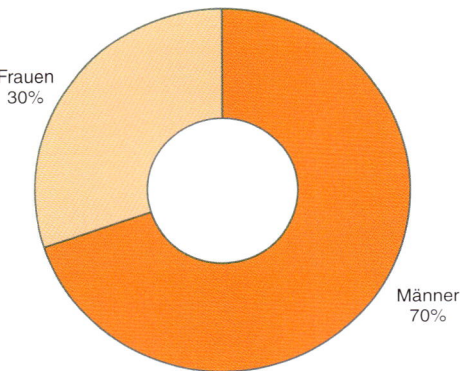

Alter

Das Alter der Teilnehmer wurde indirekt über die bisherigen Jahre als praktizierender Arzt abgefragt. Setzt man als Daumenregel das Alter des Berufsbeginns zwischen 27 und 30, so ist die Mehrheit der Befragten über 50 Jahre alt (55 Prozent) beziehungsweise 4 von 5 arbeiten schon mehr als 10 Jahre (81 Prozent). Lediglich jeder fünfte Teilnehmer praktiziert seit weniger als 10 Jahren als Arzt (20 Prozent).

Abbildung 2: Alter der Teilnehmer nach Jahren der beruflichen Tätigkeit als Arzt (n=924)

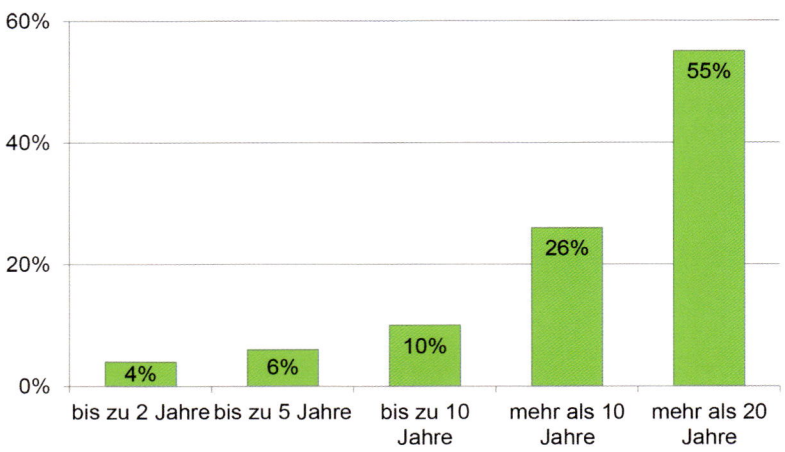

Die Tatsache, dass der ärztliche Nachwuchs, wie in diversen Beiträgen in Fach- und Publikumsmedien in den letzten Jahren thematisiert, zunehmend weiblich ist, zeigt sich auch in der Gegenüberstellung des Alters nach Geschlecht. Von den über 50-jährigen Befragten sind drei von zwei Männer, von den Befragten jünger als 40 Jahre sind dagegen circa zwei Drittel Frauen.

Abbildung 3: Alter der Teilnehmer nach Geschlecht (n=920)

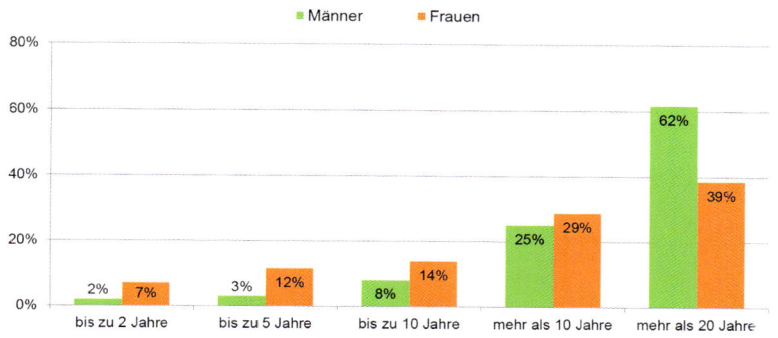

Ältere Teilnehmer sind eher männlich, jüngere eher weiblich

Art der beruflichen Qualifikation

Die überwiegende Mehrheit der Befragten hat eine abgeschlossene Facharztausbildung (90 Prozent). Und nur jeder zehnte befindet sich in einer Weiterbildung.

Abbildung 4: Art der beruflichen Qualifikation (n=920)

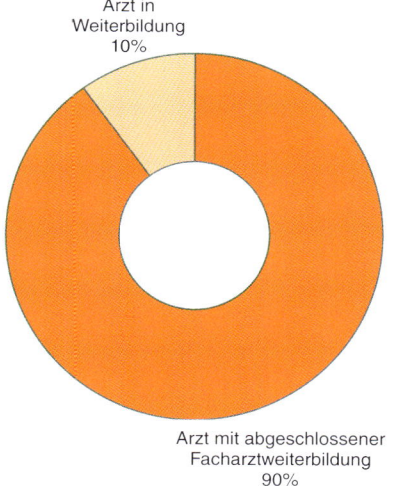

Arbeitsverhältnisse der Befragten

Drei von vier Befragten arbeiten in niedergelassenen Praxen und einer von vier arbeite in einer Klinik angestellt. Die genaue Verteilung der Arbeitstätigkeiten stellt Abbildung 5 dar.

Die Mehrheit der Befragten arbeitet als niedergelassener Arzt

Abbildung 5: Arbeitsverhältnis der Befragten (n=916)

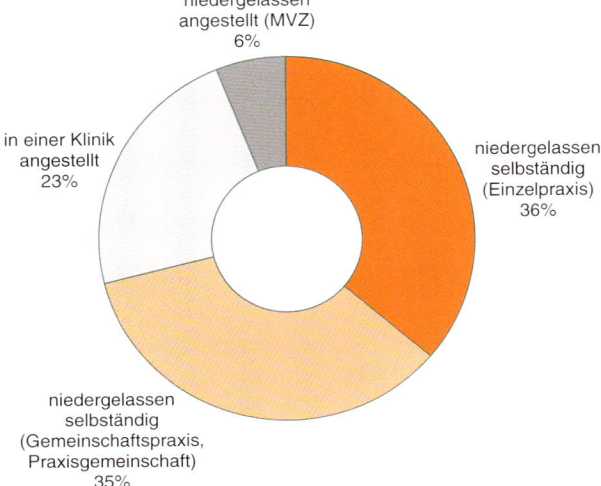

Auch hier treten Unterschiede in der Geschlechterverteilung hervor. Niedergelassen selbständig arbeitende Mediziner sind eher männlich (ca. 40 Prozent) als weiblich (ca. 28 Prozent). Umgekehrt sind niedergelassen sowie klinisch arbeitende angestellte Mediziner doppelt so häufig weiblich.

1.2.2 Bekanntheit digitaler Versorgungslösungen unter Ärzten

Acht grundsätzlich unterschiedliche Formen von digitalen Versorgungsangeboten, mehrheitlich primär für die Verwendung durch Patienten gestaltet, wurden abgefragt. Dabei wurde gefragt, ob a) diese Anwendung überhaupt den Ärzten bekannt ist und b) ob sie damit schon einmal konkret etwas zu tun hatten. Mit diesen beiden Dimensionen wurde der aktuelle Verbreitungsstand der untersuchten Anwendungen gemessen.

1.2.2.1 Apps mit Befund-/Diagnostik-Funktion

Situation

Gefragt wurde nach mehrheitlich App-basierten Anwendungen, die per Smartphone Diagnosen erstellen, zum Beispiel via Smartphone-Kamera oder Eingabe von Werten. Zwar benötigen diese Anwendungen in der Regel keine zusätzliche Hardware, wie beispielsweise Fitnesstracker, die diverse Vitalwerte messen. Trotzdem sind im Markt die Übergänge fließend. Die Mehrheit der Angebote funktioniert auf Basis einer App und den Möglichkeiten eines Smartphones, welches übrigens 10 bis 12 Sensoren schon handelsüblich eingebaut hat (bspw. Temperatur, elektromagnetische Felder und Hautwiderstand, Höhenmesser Beschleunigung, Rotation u. w.).

Klassische Anwendungen in diesem Segment sind zum Beispiel Preventicus, ein Start-up aus Jena, welches Puls- und Herzrhythmusmessung per Smartphone-Kamera und Blitzlicht erlaubt. Mit über 60.000 Downloads in den gängigen App-Stores (Stand Q4 2018) hat dieses Angebot schon eine erhebliche Zahl von Nutzern erreicht. Weitere Beispiele sind: *NuvoAir* (online frei käuflicher Lungenfunktionstest für den ein circa fünf Zentimeter kleines Zusatzgerät und das eigene Smartphone nötig sind) sowie *AppDoc* (Hautdiagnostik online per Smartphone als Modellprojekt der Landesärztekammer Baden-Württemberg).

Für Sensorikanwendungen hat jedes handelsübliche Smartphone 10–12 Sensoren

Ergebnisse

Abbildung 6 zeigt auf, dass sieben von zehn Ärzten Diagnostik-Apps kennen und jeder sechste damit schon mal zu tun hatte.

Abbildung 6: Bekanntheit von Apps mit Befund-/Diagnostik-Funktion für Patienten (n=929)

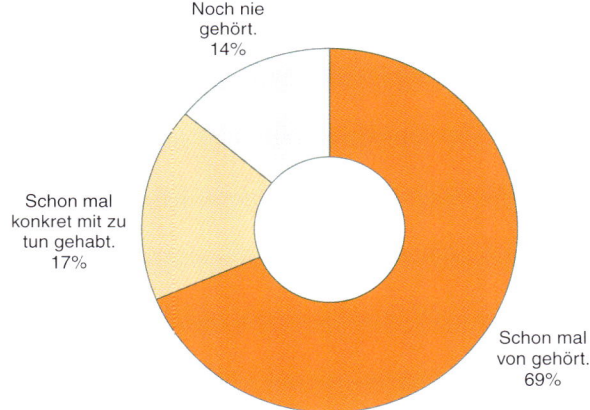

Noch nie gehört.
14%

Schon mal konkret mit zu tun gehabt.
17%

Schon mal von gehört.
69%

Kommentar

Im Vergleich zu anderen digitalen Patientenanwendungen ist diese Anwendung in der Ärzteschaft relativ bekannt (siehe abschließender Bekanntheitsvergleich in Abbildung 14). Zur Erinnerung: Nicht alle Apps, welche eine irgendwie geartete Analyse oder Diagnostik ermöglichen, sind als Medizinprodukt zugelassen. Im Alltag ist es daher für den Arzt nicht immer einfach, dies zu differenzieren. Versuche einer einheitlichen App-Einordnung oder App-Übersicht in Deutschland, im Idealfall von einer unabhängigen qualifizierten Institution, zu diesem Anwendungsfeld gibt es viele, jedoch gibt es für Ärzte hier bisher keine klare, transparente Orientierung[5].

7 von 10 Befragten kennen schon Diagnostik-Apps

---

5   Siehe exemplarisch afgis e.V., BIM Siegel des Bundesverbands Internetmedizin e.V. oder HealthOn e.V.

1.2.2.2 Chatbots (Chat-Anwendungen), welche Anamnesen/ Diagnosen ermöglichen

Situation

Das in der Fachpresse bekannteste Beispiel von Chat-Anwendungen (Chatbots), die dem Patienten eine Anamnese oder Diagnose per Künstlicher Intelligenz ermöglichen, ist *Ada Health*. Entwickelt wurde diese Anwendung von einem Start-up aus Berlin, das 2017 eine investorenbasierte Förderung von 40 Millionen Euro erhielt und seit November 2018 mit der Techniker Krankenkasse kooperiert. Weltweit hat *Ada Health* derzeit an die 4 Millionen Nutzer. Diagnose-Chatbots wird ein großes Anwendungspotential zugesprochen. Welches Potential derartige Anwendungen haben, zeigt *Babylon Health*, das britische Pendant zu *Ada Health*. Das staatliche englische Gesundheitssystem NHS kooperiert mit *Babylon Health* seit 2018[6].

Ergebnisse

Abbildung 7 zeigt, dass bisher nur jeder zweite Arzt von Anwendungen dieser Art schon gehört hat und circa jeder 17. Arzt schon einmal damit zu tun hatte.

Chatbots sind im Kommen, sind aber noch nicht so bekannt in der Ärzteschaft

Abbildung 7: Bekanntheit von Chatbots, welche AI/KI-basiert Diagnosen für den Patient ermöglichen (n=932)

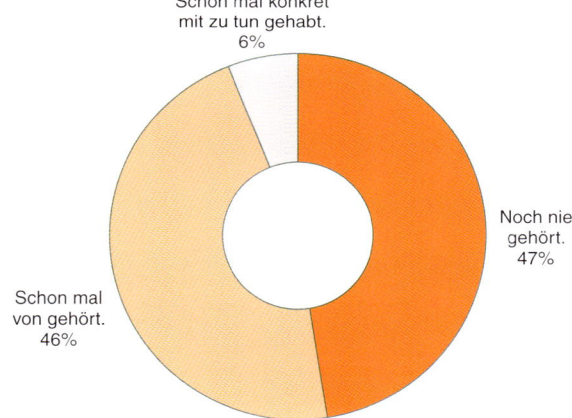

Schon mal konkret mit zu tun gehabt. 6%

Noch nie gehört. 47%

Schon mal von gehört. 46%

Kommentar

Dass Chatbot-basierte Diagnostikanwendungen bei Ärzten im Vergleich zu einfachen Diagnostik-Apps noch nicht so breit bekannt sind, hat vermutlich einen einfachen Grund: Diagnostik-Apps sind schon länger frei erhältlich. Sie konnten sich daher bereits verbreiten und etablieren. Verschiedene telemedizinische Anwendungen

---

6   Siehe exemplarisch: „An app a day: The London GP clinic that took on 14,000 new patients in three months." In: The Economist: Ausgabe Februar 2018.

und Studien dazu wurden bereits in der Fachpresse thematisiert. Chatbot-basierte Anwendungen hingegen sind verhältnismäßig neues Terrain, über das noch nicht so breit berichtet wurde und von der Ärzteschaft aktuell eher kritisch aufgenommen wird[7].

1.2.2.3 Videosprechstunde zwischen Arzt und Patient

Situation

Der Wegfall des Fernbehandlungsverbots war eines der Top-Themen des Deutschen Ärztetages 2018. Die Videosprechstunde ist hierfür der klassische Anwendungsfall. Nicht zuletzt haben diverse Piloten zur Online-Videosprechstunde zur Bekanntheit dieser Anwendung beigetragen. Ein oft zitiertes Beispiel ist der Anbieter TeleClinic GmbH, welcher mit der kassenärztlichen Vereinigung Baden-Württemberg via *DocDirect* im Rahmen eines Modellvorhabens webbasierte Fernbehandlung anbietet. Ebenfalls in Baden Württemberg wird seit Mai 2018 ein vergleichbares Projekt mit dem Anbieter DrEd umgesetzt. Für Studierende gibt es ein Projekt mit dem Anbieter Minxli. Aber auch die Schön Kliniken bieten mit *MindDoc* seit Januar 2018 im Rahmen ihrer psychotherapeutischen Versorgungsstrukturen bei Depressionen und Essstörungen Online-Sprechstunden an. In der Schweiz bietet der Anbieter MedGate seit dem Jahr 2000 schon Telefon-, Video- und Internetkonsultation an (medgate. ch) bei einem täglichen virtuellen Patientenkontakt im unteren bis mittleren vierstelligen Bereich. In Schweden finden, beispielsweise ermöglicht durch den EU-weit aktiven Anbieter Kry, drei Prozent aller Arztbesuche schon digital statt[8].

Die Liste an Anbietern und Lösungsansätzen in den Nachbarländern lässt sich beliebig weiterführen. Die Bespiele zeigen, dass die europäischen Nachbarländer digitale Lösungen bereits viel stärker in den Versorgungsalltag integriert haben als Deutschland und es einen erheblichen Nachholbedarf gibt, um hier aufzuschließen. Videosprechstunden sind primär als Erweiterung bzw. Ergänzung bestehender Versorgungsangebote zu verstehen. Sie könnten insbesondere in unterversorgten, ländlichen Räumen helfen, die (fach-) ärztliche Versorgung zu verbessern.

Der Markt der Online-Videosprechstunde ist stark in Bewegung

Ergebnisse

Abbildung 8 zeigt, dass 9 von 10 Ärzten schon einmal von der Online-Videosprechstunde gehört haben und jeder 11. hat schon einmal damit konkret zu tun gehabt.

---

7   Siehe exempl.: Ärzte zwischen Begeisterung und Skepsis. In: Ärzte Zeitung online am 10.04.2017, online unter: https://www.aerztezeitung.de/praxis_wirtschaft/ e-health/article/933352/digital-health-aerzte-zwischen-begeisterung-skepsis. html

8   Handelsblatt vom 12.06.2018: „Schwedisches Telemedizin-Start-up Kry sammelt 53 Millionen Euro ein". Online Abruf am 4.12.2018: https://www.handelsblatt.com/ unternehmen/mittelstand/online-sprechstunde-schwedisches-telemedizin-start-up-kry-sammelt-53-millionen-euro-ein/

Abbildung 8: Bekanntheit der Video-Sprechstunde zwischen Arzt und Patient (n=932)

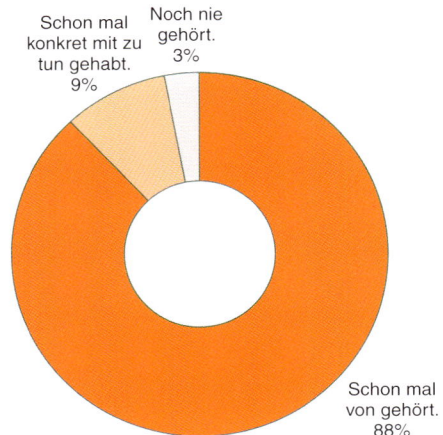

Schon mal
konkret mit zu
tun gehabt.
9%

Noch nie
gehört.
3%

Schon mal
von gehört.
88%

Kommentar

Vermutlich war die Debatte zur Lockerung des Fernbehandlungs-verbots auf dem Ärztetag 2018 und die damit verbundene Debatte in den Fachzeitschriften, einer von mehreren Gründen, dass sich die Bekanntheit dieser Lösung kürzlich verstärkt hat. Denn die Antworten dieser Befragung in der Gegenüberstellung 2018 zu 2019 zeigt wie folgt:

Online-Video-sprechstunde hat in den letzten 12 Monaten stark an Bekanntheit ge-wonnen

- Zunahme der Bekanntheit der Video-Sprechstunde von 83 auf 87 Prozent,

- Zunahme der Ärzte, welche mit dieser Lösung schon mal zu tun hatten, von 8 auf 9 Prozent.

1.2.2.4 Online-Coaching-Programme/-Apps für Patienten

Situation

Webbasierte Coaching-Angebote sind auf dem digitalen Gesund-heitsmarkt eines der am stärksten wachsenden Angebotsformate. Sie zielen auf Aufklärung sowie direkte Verhaltensoptimierung im Bereich Lebensstil aber auch Krankheitsbewältigung bis hin zu Anwendungen, welche durch mehrere Studien schon einen therapeu-tisch erwünschten Heilungseffekt aufzeigen können. Hierbei wach-sen parallel:

Online-Coaching-Anwendungen nehmen in Vielfalt deutlich zu

a) die Vielfalt der Angebote (mehr Indikationen, mehr Themen wer-den abgedeckt: von Mental Health (*Deprexis24*, *Selfapy*, *Mood Gym*) bis hin zu Beckenbodentraining online (*Pelvina*)),

b) die Art der Vernetzung mit den Versorgungsstrukturen vor Ort (Online-Coaching und Reha-Klinik aus einer Hand: Beispiel: *Caspar Health*),

c) die Entwicklung von Geschäftsmodellen (Umsätze nehmen zu von Verbrauchern, Kostenträgern und Versorgern gleichermaßen)[9].

Ergebnisse

Sehr ähnlich wie die Ergebnisse zu Diagnostik-Apps, ist 65 Prozent der Ärzte dieses Angebotsformat bekannt und fast jeder fünfte hat schon mal damit zu tun gehabt (vgl. Abbildung 9)

Abbildung 9: Bekanntheit von Online-Coaching-Anwendungen (n=930)

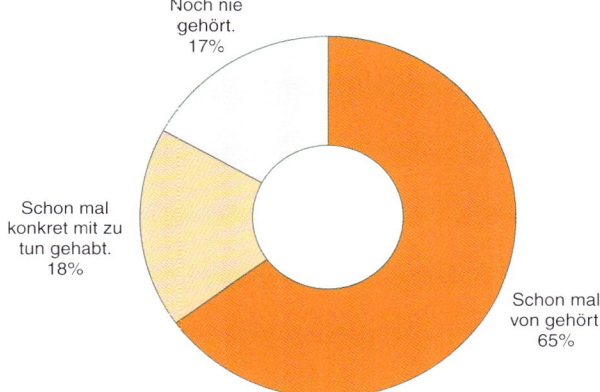

Noch nie gehört. 17%

Schon mal konkret mit zu tun gehabt. 18%

Schon mal von gehört. 65%

Kommentar

Die Ergebnisse zu Coaching-Angeboten sind weder positiv noch negativ zu lesen. Positiv ist es, dass die Mehrheit der Ärzte diese Angebote überhaupt schon kennt. Negativ mag man anmerken, dass im deutschen Gesundheitssystem das Potential von zunehmenden positiven Forschungsbelegen zur Wirkung von Online-Coaching und der damit verbundenen patientenzentrierten Verflechtung digitaler Lösungen mit der ambulanten Versorgung noch nicht ausreichend erkannt und umgesetzt wurde.

Im Vergleich zu 2018 hat die Bekanntheit von Online-Coaching-Anwendungen von 62 Prozent auf 65 Prozent um drei Prozent zugenommen.

Konkret würde dies bedeuten, dass ein Patient zusammen und parallel zu einer Verordnung sein auf ihn und seinen Behandlungspfad eng angepasstes Online-Programm von seinem Arzt erhalten würde. Dieses Szenario fördert beispielsweise messbar die Nutzung dieser Anwendungen beim Patienten[10]. Dies gilt nicht nur für das

Wie sieht ein Versorgungs-szenario mit Online-Coaching-Ansätzen aus?

---

9   Siehe exemplarisch: Pressemitteilung zum Digitalen Gesundheitsmarktreport 2018 vom 22.10.2018 unter: www.epatient-rsd.com/aktuelles
10 Siehe exemplarisch: Talboom-Kamp et al: High Level of Integration in Integrated Disease Management Leads to Higher Usage in the e-Vita Study: Self-Management of Chronic Obstructive Pulmonary Disease With Web-Based Platforms in a Parallel Cohort Design. Online verfügbar unter: www.jmir.org/2017/5/e185/

Angebotsformat Online-Coaching, sondern auch für andere Formen digitaler Versorgungslösungen, wie beispielweise digitale Adhärenzbegleiter oder auch die Online-Gesundheitsakte.

1.2.2.5 Online-Patientenakten oder Gesundheitsakten, auf die der Patient per Internet/Smartphone zugreifen kann

Situation

Nicht nur Start-ups, sondern auch etablierte Softwareanbieter für ambulante und stationäre Einrichtungen, Krankenversicherungen und weitere Akteure bieten mittlerweile webbasierte Gesundheitsakten an. Dabei wird das Thema stark durch die Krankenkassen forciert, die ihren Versicherten Lösungen nach § 68 SGB V anbieten. Parallel nimmt die Berichterstattung in den Fachmedien hierzu sichtlich zu. Neben den im deutschsprachigen Raum über 20 Lösungen, von denen *Vivy*, *TK Safe* und das *Gesundheitsnetzwerk AOK Nordost* derzeit am bekanntesten sind, bieten beispielsweise auch die CompuGroupMedica mit *my health* oder das Hasso Plattner Institut mit einer gGmbH mit *GesundheitsCloud* Online-Gesundheitsakten an. Hinzu kommt, dass die Bundesregierung mit dem Terminservice- und Versorgungsgesetz (TSVG) die Krankenkassen verpflichten will, ab 2021 eine digitale Patientenakte innerhalb der Telematik-Infrastruktur anzubieten.

Telematik versus Appbasierte Gesundheitsakten? Die elektronischen Gesundheitsakten, die außerhalb der Telematik-Infrastruktur entwickelt wurden, werden voraussichtlich als Frontend einen patientenseitigen Zugang zu den Inhalten der Patientenakte ermöglichen. Der globale Forschungsstand zum Erreichen einer kritischen Größe von Nutzern und der positiven Versorgungswirkung einer patientenzentrierten Online-Gesundheitsakte zeigt auf, dass eine digitale Akte um so mehr Nutzer findet und wirken kann, je eher sie in die ärztliche Versorgung vor Ort eingebettet ist und auch vom medizinischen Fachpersonal im Sinne der Aufklärung von Patienten und der Versorgungssteuerung proaktiv gelebt wird.

Ergebnisse

Drei von vier Ärzten haben schon etwas über eine Online-Gesundheitsakte mit webbasiertem Patientenzugang gehört. Und schon einer von 11 Ärzten hat damit konkret zu tun gehabt (vgl. Abb. 10).

Abbildung 10:   Bekanntheit von webbasierten Gesundheitsakten
                mit Patientenzugriff (n=931)

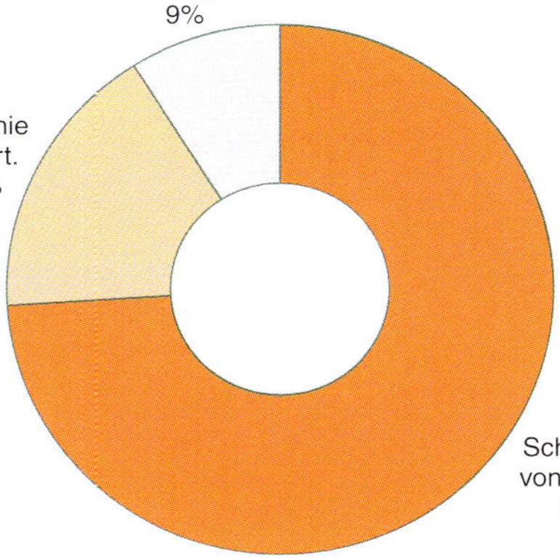

Schon mal konkret
mit zu tun gehabt.
9%

Noch nie
gehört.
17%

Schon mal
von gehört.
74%

Kommentar

In der Wahrnehmung der Ärzte scheint dieses Thema durch die eingangs dargestellte Berichterstattung und Marktdynamik deutlich zugenommen zu haben:

- 2018 haben 52 Prozent schon einmal von einer digitalen Gesundheitsakte gehört, 2019 sind es bereits 74 Prozent. Das ist eine Zunahme von 22 Prozent. In keiner anderen hier abgefragten Anwendung gab es solch eine Steigerung in der Bekanntheit digitaler Lösungen.

Bekanntheit der Online-Gesundheitsakte in letzten 12 Monaten circa um Faktor 1,5 gestiegen

1.2.2.6 Elektronischer Arztbrief

Situation

Genaue Zahlen und Quellen zur Verbreitung des elektronischen Arztbriefes lagen den Buchautoren leider nicht vor. Branchenkenner gehen jedoch, im Vergleich zum Telekonsil, welches vergleichsweise noch eher selten durchgeführt wird (siehe nächster Abschnitt) von fünfstelligen Zahlen oder gar mehr aus. Perspektivisch wird der elektronische Arztbrief aber eine zentrale Rolle in der Kommunikation zwischen Ärzten spielen. Heute wird ein großer Teil der Kommunikation zwischen Arztpraxen noch per Fax abgewickelt. Das ist eine deutsche Besonderheit, die jedoch Fragen hinsichtlich der Datensicherheit aufwirft. Das Fax dürfte aus Sicherheitsgründen als Kommunikationskanal für Gesundheits- und Sozialdaten schon in naher Zukunft ausgedient haben, da digitale Lösungen wie *KV Connect* mit dem elektronischen Arztbrief erheblich sicherer sind. Der elektronische Arztbrief wird in der ersten Hälfte des Jahres 2019 auch als Schnittstelle zu digitalen Gesundheitsakten wie *Vivy* zur Verfügung stehen. Damit wird der Transfer von Befunddaten etc. in elektronische Patientenakten erheblich erleichtert und für den Arzt nahezu aufwandsneutral.

Ergebnisse

67 Prozent der teilnehmenden Ärzte haben schon vom elektronischen Arztbrief gehört und knapp jeder dritte hat damit schon mal zu tun gehabt (30 Prozent) (vgl. Abb. 11).

Abbildung 11: Bekanntheit des elektronischen Arztbriefes (n=932)

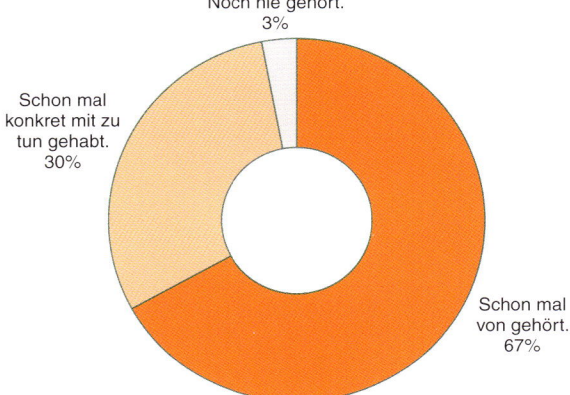

Kommentar

Bemerkenswert ist, dass 23 Prozent der Befragten den elektronischen Arztbrief nicht kennen. Das ist immerhin knapp ein Viertel der befragten Ärzte. Der ärztliche Brief als Postbrief oder als Fax ist etabliert und wird auch honoriert. Der elektronische Arztbrief wird als neuer Standard die postalische beziehungsweise faxbasierte Übermittlung ersetzen. Offen ist, ob der Gesetzgeber das Fax als unsicheren Übertragungsweg für medizinische Daten nach einer Übergangsfrist verbieten wird.

1.2.2.7 Telekonsil

Situation

Laut Deutschem Bundestag wurden 2017 im unteren dreistelligen Bereich Telekonsile durchgeführt. Im gleichen Jahr führte der Anbieter PädExpert im Rahmen von Selektivverträgen, beispielsweise mit der AOK Bayern und der AOK Nordost, im unteren vierstelligen Bereich Telekonsile durch[11].

---

11 Siehe Quelle 1: Bericht des Bewertungsausschusses vom 28.11.2018 zur Überprüfung des Einheitlichen Bewertungsmaßstabes auf die Möglichkeit zur ambulanten telemedizinischen Leistungserbringung, online unter: http://dip21.bundestag.de/dip21/btd/19/060/1906020.pdf (Abruf am 10.12.2018) sowie Quelle 2: www.paedexpert.de

Ergebnisse

Drei von vier Ärzten haben schon einmal von der Anwendung des Telekonsils gehört und mehr als jeder sechste hat schon mal damit direkt zu tun gehabt (vgl. Abb. 12).

Abbildung 12:   Bekanntheit des Telekonsils (n=931)

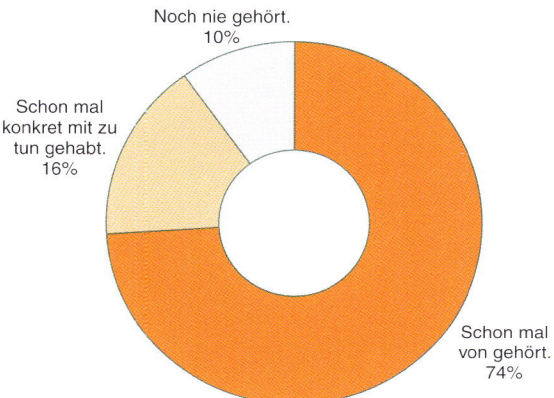

Noch nie gehört.
10%

Schon mal konkret mit zu tun gehabt.
16%

Schon mal von gehört.
74%

Zunahme der Bekanntheit des Telekonsils von 2018 auf 2019 von 67 auf 74 Prozent

Kommentar

Insbesondere bei der Bündelung ärztlicher Expertenmeinungen, zur Vernetzung von Versorgungssektoren oder zur Überwindung großer regionaler Entfernungen scheint das Telekonsil zunehmend Anwendung zu finden. Seine Vergütung und Regulation im Rahmen des E-Health-Gesetzes ist erst ein bis zwei Jahre alt und seine Verbreitung entsprechend erst in den Anfängen.

1.2.2.8 Online-Terminvereinbarung

Situation

Auf der Anbieterseite kam in jüngster Zeit, insbesondere durch den aus Frankreich stammenden Anbieter Doctolib oder das deutsche Unternehmen Samedi viel Dynamik in den Markt. Doctolib, aber auch andere Mitbewerber auf diesem Markt, wuchsen in der Mitarbeiterzahl in jüngster Zeit an[12]. Die über den Browser zugängliche Terminfindungslösung ist für das Praxispersonal wie für den Patient eine praktische Lösung und Unterstützung im Abstimmungsaufwand.

---

12 Doctolib eröffnete im Frühjahr 2018 ein Standort in Berlin und steigerte die Mitarbeiterzahl von 50 auf 100. Quelle: https://www.berliner-zeitung.de/digital/start-up-fuer-arzttermine-doctolib-eroeffnet-innovation-center-in-berlin-29741286 (Abruf: 14.12.2018).

Ergebnisse

**Online-Termin-
vereinbarung hat
die breiteste An-
wendung**

Im Vergleich zu den weiteren hier abgefragten Lösungen ist die Online-Terminvereinbarung, wie es in Abbildung 8 deutlich wird, eine
der von Ärzten schon am stärksten angewendeten Lösungen. Nur
lediglich einer von 100 Ärzten hat noch nie davon gehört.

Abbildung 13: Bekanntheit der Online-Terminvereinbarung (n=930)

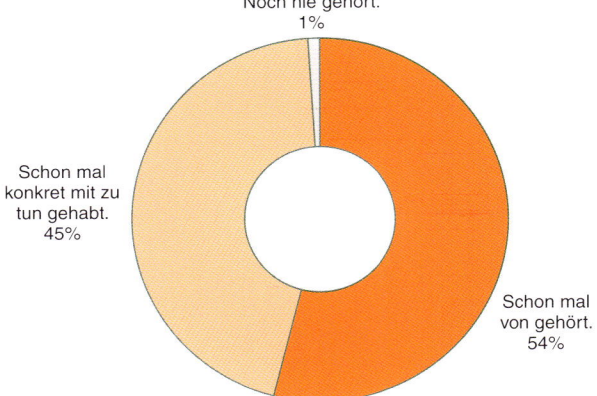

Noch nie gehört.
1%

Schon mal
konkret mit zu
tun gehabt.
45%

Schon mal
von gehört.
54%

Kommentar

Am Beispiel des Markterfolges der Online-Terminvereinbarung wird
deutlich, dass digitale Lösungen im Kontext der Arzt-Patientenbe-
ziehung immer dann ihren Platz im Markt finden, je mehr sie für
mehrere beteiligte Akteure einen klaren Mehrwert darstellen. Beispielsweise bietet eine aktuelle Entwicklung von Start-ups direkte
Messenger-Funktionen zwischen Patient und Praxispersonal an,
deren Anwendung beispielsweise zu einem reduzierten Telefonauf-
kommen in der Arztpraxis und somit zu einer spürbaren Arbeitsent-
lastung führt, da die Anfragen um Minuten oder wenige Stunden
zeitversetzt für beide Seiten beantwortet werden[13].

1.2.2.9 Ergebnisvergleich aller digitaler Versorgungslösungen

Für dieses Kapitel abschließend, stellt Abbildung 14 alle abgefragten Anwendungen in der Dimension „Schon mal konkret mit zu tun
gehabt" dar.

---

13 Siehe exemplarisch die Lösungen vom Ärztenetz Lippe (app-zum-doc.de), Ego-
Pulse, Medzapp oder die neue Lösung vom Ärztenetz Coliquio: medflex.

Abbildung 14: Vergleich der abgefragten digitalen Anwendungen in den Dimensionen „Schon mal konkret mit zu tun gehabt." (n=930)

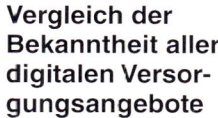

Vergleich der Bekanntheit aller digitalen Versorgungsangebote

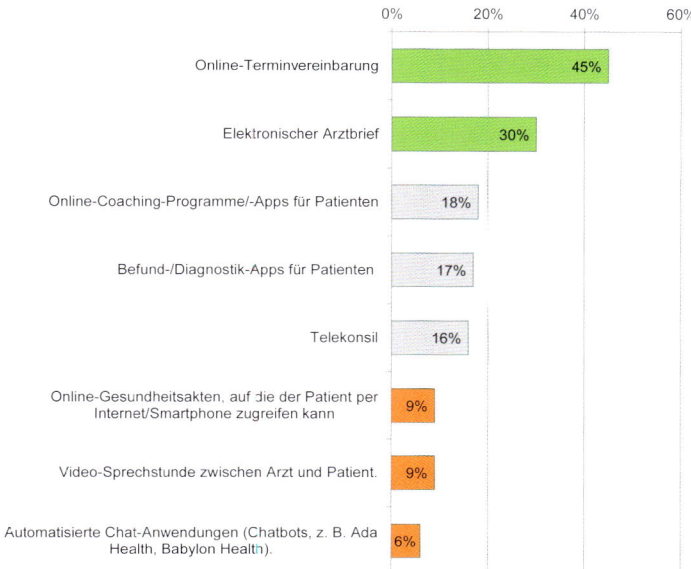

Die teilweise bis zum Faktor 8 unterschiedlich genutzten beziehungsweise verbreiteten Anwendungen sind auch ein brauchbares Spiegelbild im Sinne einer zeitlichen Entwicklung. Denn diejenigen Anwendungen, welche sich schon am stärksten verbreitet haben (bspw. die Online-Terminvereinbarung oder Coaching-Programme), sind schon zeitlich am längsten auf dem Markt. Umgekehrt sind die am wenigsten verbreiteten Anwendungen (bspw. Chatbots oder die Online-Patientenakte und die Online-Sprechstunde) auch erst seit ein bis zwei Jahren überhaupt als Angebot auf dem Markt beziehungsweise ein zunehmend beachtetes Thema in den Fachmedien.

1.2.2.10 Soziodemografische Ergebnisunterschiede

Im Wesentlichen zeigt die Ergebnisanalyse nach Alter einen regelmäßigen Unterschied: Abgesehen von der Videosprechstunde zwischen Arzt und Patient, welche vermutlich bei den im Vergleich älteren niedergelassen arbeitenden Ärzten verwendet wird, sind alle Anwendungsarten bei den jüngeren Befragten stärker verbreitet im Sinne „schon mal mit zu tun gehabt" als bei den älteren.

Jüngere Ärzte nutzen neue digitale Patientenlösungen häufiger

Abbildung 15: Verwendete digitale Versorgungslösungen in Abhängigkeit vom Alter, hier nur jüngste und älteste Alterssegmente gegenübergestellt (Antwortdimension: „Schon mal konkret mit zu tun gehabt.", n=930)

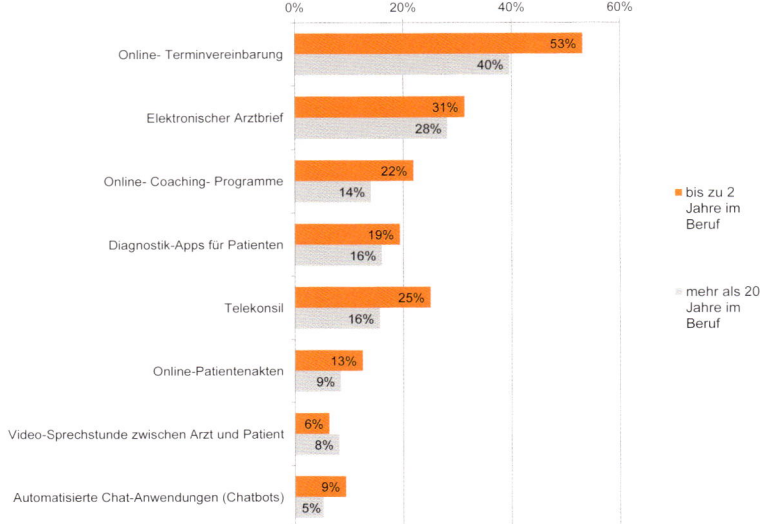

Eine Teilerklärung der Tatsache, dass verstärkt jüngere Ärzte schon mal mit neuen Formen digitaler Versorgungslösungen zu tun hatten, könnte an der Tatsache liegen, dass viele digitale Versorgungspiloten an Universitätskliniken oder Kliniken im Allgemeinen erprobt werden. Entsprechend mehr jüngere Ärzte sind in diesem Berufsumfeld tätig.

1.2.3 Nutzen digitaler Versorgungslösungen für Ärzte

Im folgenden Fragenabschnitt wurden die Teilnehmer nach dem möglichen oder wahrgenommenen Nutzen digitaler Versorgungsangebote für die tägliche Arbeit von Ärzten oder für die Patientenversorgung gefragt.

1.2.3.1 Therapietreue, Therapieadhärenz

Situation

Laut der Weltgesundheitsorganisation liegt die Therapietreue von Patienten (früher beschrieben als Compliance, aktuell auch als Adhärenz) beispielsweise bei der angeordneten und erwünschten Art und Weise der Medikamenteneinnahme lediglich bei circa 50 Prozent[14]. Patientenadhärenz kann durch einfache, personalisierte und beispielsweise auch von der Arztpraxis (im Unterschied zum

---

14 World Health Organization: Adherence to long-term therapies. Evidence for action. Genf, 2003.

App-Store) ausgehändigte digitale Helfer nachweislich gefördert werden[15]. In Deutschland bietet beispielsweise der Anbieter Smart-patients/MyTherapy eine Medikamentenadhärenz-App an, welche ihren Vertriebsweg, neben anderen, auch direkt über die Arztpraxis durch Empfehlung des Arztes gefunden hat.

Ergebnisse

Die Bewertung von Therapie-Apps unter Ärzten fällt indifferent aus. Knapp jeder dritte sieht hier einen Nutzen, während vier von zehn nur vielleicht einen Nutzen erkennen.

Kann eine App die Therapietreue fördern?

Abbildung 16: Bewertung der Relevanz digitaler Versorgungslö-sungen für die tägliche Arbeit: Bessere Nachvoll-ziehbarkeit der Therapietreue/Therapiesteuerung durch Patienten-Apps (n=934)

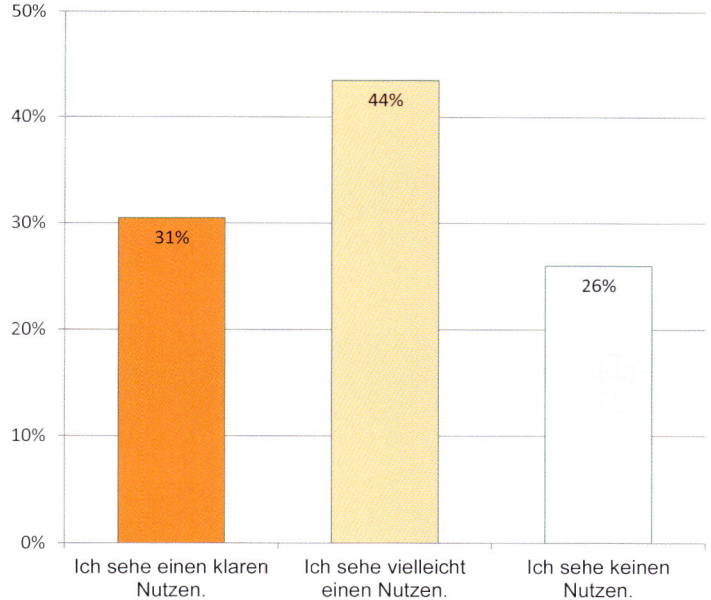

Kommentar

Obwohl die Forschungslandschaft, wie weiter oben erwähnt, zunehmend Wirkungsbelege für Therapie-Apps aufweisen kann (vorausgesetzt eine Best Practice wird angewendet), greift nur ein Bruchteil der auf dem Markt verfügbaren Apps und Angebote die Forschungserkenntnisse konsequent auf. Das dabei entstehende und derzeit noch bestimmende Dilemma heißt: Die derzeitigen eher weniger guten Apps zeigen keine Wirkung.

15 Siehe exemplarisch: Kelders, Saskia: Understanding adherence to web-based in-terventions: Universiteit Twente, 2012; Schachinger, Alexander: Der blinde Fleck von Entscheidern im Gesundheitswesen: Über Wirkungsnachweise für digitale Versorgungslösungen. Fachzeitschrift EHEALTH COM: Nr. 2-3 2018, S. 42–45, online verfügbar unter www.epatient-rsd.com

**Müssen die be-
legten Vorteile
digitaler Versor-
gungslösungen
stärker kommuni-
ziert werden?**

Wir vermuten, dass eine prominente Darstellung der Best Practice und mehrere Evaluationspiloten zusammen mit Ärzten das Bild der Möglichkeiten unter Ärzten ändern würde. Den schon im ersten Digitalisierungsreport aus dem Vorjahr wurde deutlich, dass trotz insgesamt guter Akzeptanz digitaler Versorgungslösungen den Ärzten eine Evaluation und Zulassung wichtig ist[16].

1.2.3.2 Direkte ortsunabhängige Arzt-Patienten-Kommunikation

Situation

Auch bei dieser Anwendungsform, einer Art webbasierten Video-konsultation, muss man sich vergegenwärtigen, dass derzeit noch nicht ausreichend und breitenwirksam Erfahrungen vorliegen. Die Anzahl erster Piloten in Deutschland, wie bspw. mit dem Anbieter TeleClinic in Baden Württemberg, ist zwar insbesondere 2018 deutlich gestiegen. Trotzdem kann von einem flächendeckenden Erfahrungsschatz nicht im gesprochen werden.

Ergebnisse

Entsprechend ist die Bewertung derartiger Lösungen auch neutral beziehungsweise ausgeglichen. Jeder zweite befragte Mediziner hat hierzu eine neutrale bzw. leicht positive Haltung. Einer von vier Ärzten hält den Ansatz jeweils für nutzenbringend beziehungsweise weniger nutzenbringend.

---

16 Siehe Ergebnisse des ersten Digitalisierungsreports unter: www.dak.de/digitali-sierungsreport (Abruf: 14.12.2018).

Abbildung 17: Bewertung der Relevanz digitaler Versorgungslösungen für die tägliche Arbeit: Direkte ortsunab-
hängige Arzt-Patienten-Kommunikation z. B. durch
Online-Videosprechstunde (n=936)

Der Nutzen vieler digitaler Anwendungen wird neutral bewertet

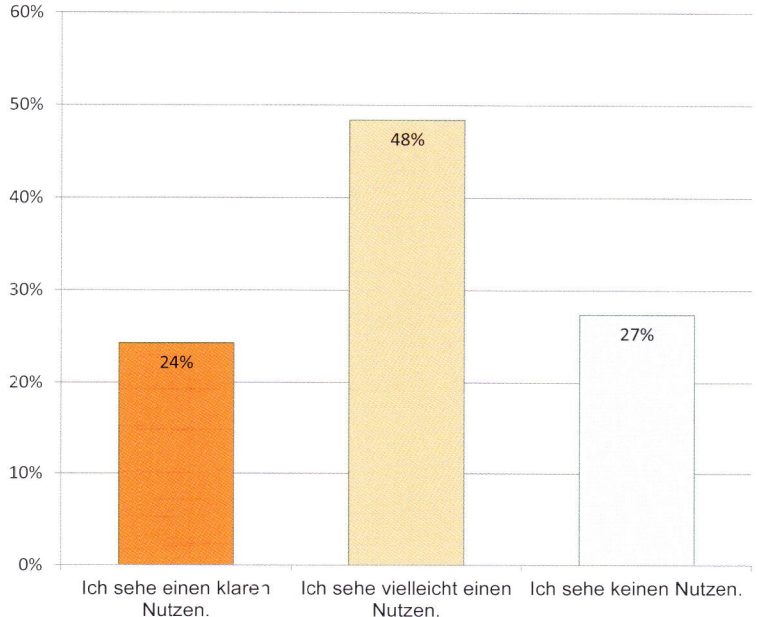

Kommentar

Schon Ende 2016 wurden bei dem US-amerikanischen Versorger/
Kostenträger *Kaiser Permanente* an die 50 Prozent der Arztkonsul-
tationen online durchgeführt[17]. Wie bereits erwähnt: Es fehlen noch
vergleichbare Erfahrungen auch in Deutschland.

1.2.3.3 Online-Coaching oder Coaching-Apps für chronisch kranke Patienten

Situation

Diese Anwendungsform hat im Vergleich eine relativ starke Markt-
durchdringung: Es gibt hier eine große Angebotsvielfalt. Viele Angebote sind zeitlich am längsten auf dem Markt und entsprechend
konnten sie schon mehrere Jahre ihren Weg zum Nutzer finden. Um
einige in den Fachmedien häufig zitierte Angebote exemplarisch
zu zitieren: *Deprexis24* (Online-Therapie für Depression), *Selfapy*
(Stress-/Burnout-Prophylaxe), *Curendo* (Coaching für pflegende
Angehörige), *Caspar Health* (Reha-Training per Browser/App nach
Klinikaufenthalt) und viele weitere.

---

17 Siehe unter: www.fortune.com/2016/10/06/kaiser-permanente-virtual-doctor-
visits/ (Abruf am 6. Dez. 2018).

Ergebnisse

Eine im Vergleich positivere Bewertung erfährt Online-Coaching von der Ärzteschaft: Mehr als jeder dritte Arzt sieht darin einen klaren Nutzen. Dem gegenüber ist nur jeder sechste Mediziner skeptisch und sieht hier keinen Nutzen.

Online-Coaching-Anwendungen halten die Befragten mehrheitlich für sinnvoll

Abbildung 18: Bewertung der Relevanz digitaler Versorgungslösungen für die tägliche Arbeit: Online-Coaching oder Coaching-Apps für chronisch kranke Patienten (n=935)

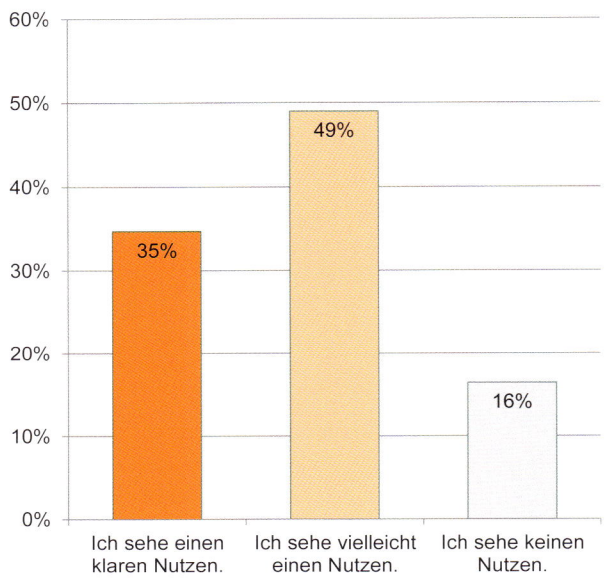

Kommentar

Vermutung: Weil Online-Coaching auch in der Ärzteschaft schon bekannter ist und in den Fachmedien bereits häufiger thematisiert wurde, sind diese Anwendungen für Ärztinnen und Ärzte nachvollziehbarer. Insbesondere eine auf Patienten individualisierte Anwendung, welche mit der ärztlichen Versorgung verflochten ist, stellt ein derzeit ungenutztes Potential dar. Ein aktuelles Beispiel hierfür ist das Reha-Coaching-Program *Caspar Health*, welches das Stationspersonal dem Patienten direkt am Entlassungstag aushändigt.

1.2.3.4 Zusammenführung von Vitaldaten des Pateinten aus seinem Smartphone mit Befunden des Arztes in der elektronischen Patienten-/Gesundheitsakte

Situation

Eine neue Generation von Softwareanbietern für Praxisverwaltungssoftware bietet die Möglichkeit beispielsweise Fitnesstracker-daten koordiniert in die Software zu integrieren (bspw. *DocCirrus* oder *Connected Health/Lifetime*). Aufgrund der vermutlich sehr geringen ausgeprägten Wechselwilligkeit von Arztpraxen auf ein neues Softwaresystem, werden es diese neuen Anbieter vermutlich nicht leicht haben. Auf Klinikseite entstehen jedoch mehrere Forschungsprojekte und Piloten mit genau diesem Szenario[18].

Ergebnisse

Die Erweiterung der ärztlichen Anamnese-/Befundarbeit mit den Vitaldaten des Patienten halten kaum mehr Befragte für sinnvoll als nicht für sinnvoll. Zwei von fünf Befragten sehen vielleicht einen Nutzen.

Helfen die Fitnesstracker-Vitaldaten den Ärzten in der Behandlung?

Abbildung 19: Bewertung der Relevanz digitaler Versorgungslösungen für die tägliche Arbeit: Zusammenführung von Vitaldaten des Pateinten aus seinem Smartphone mit Befunden des Arztes in der elektronischen Patienten-/Gesundheitsakte (n=936)

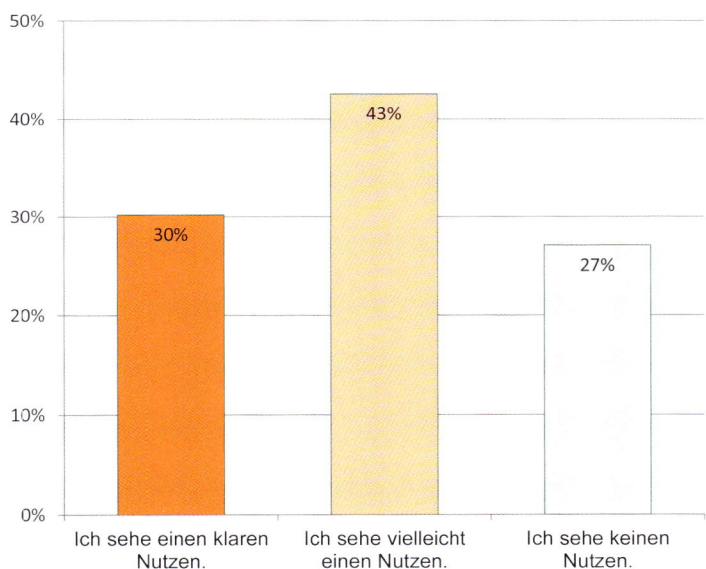

Kommentar

Auch diese Ergebnisse sind tendenziell ausgeglichen. Einerseits zeigt die internationale Forschungslandschaft schon viele Evaluationen mit Wearables in der Versorgung, andererseits fehlt es in Deutschland an konkret greifbaren Praxiserfahrungen[19].

---

18 Siehe exemplarisch: Pressemitteilung vom Wearable Hersteller Garmin vom 2.3.2017: Mission Gesundheit: Mit Garmin Health unterstützt der Wearables-Experte auch B2B-Kunden, online unter: www.garmin.com/de-DE/newsroom/pressreleases/mission-gesundheit-mit-garmin-health-unterstuetzt-der-wearables-experte-auch-b2b-kunden-1827714 (Abruf am 6.12.2018).
19 Siehe exemplarisch: www.jmir.org/2015/11/e260/

1.2.3.5 Verbesserte Arzt-Arzt-Kommunikation durch Dienste wie Telekonsil

Situation

Beide Anwendungen sind noch nicht weit verbreitet. Der elektronische Arztbrief hat schon geschätzte fünfstellige Durchführungsfallzahlen (siehe Abschnitt 1.2.2.6), Telekonsile erst im weit unteren vierstelligen Bereich.

Ergebnisse

Abbildung 20: Bewertung der Relevanz digitaler Versorgungslösungen für die tägliche Arbeit: Verbesserte Arzt-Arzt-Kommunikation durch Dienste wie Telekonsil und elektronische Arztbriefe (n=935)

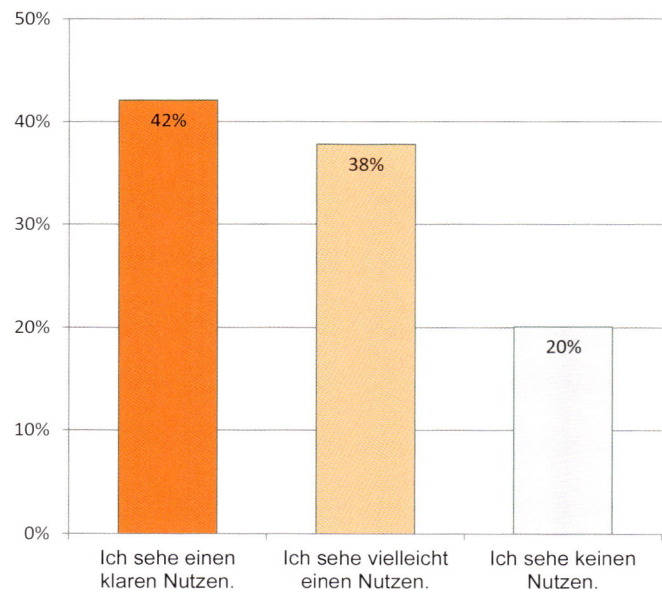

Kommentar

Digitale Anwendungen nur für und zwischen Ärzten untereinander werden sehr positiv gesehen

Der elektronische Arztbrief und das Telekonsil erhalten von den Befragten die im Vergleich höchste Nutzenbewertung. Zwei von fünf sehen einen klaren Nutzen und weitere zwei von fünf vielleicht einen Nutzen.

1.2.3.6 Ergebnisvergleich der Nutzenwahrnehmung

Abbildung 21 stellt die Nutzenwahrnehmung digitaler Versorgungslösungen gegenüber (nur Werte für: „Ich sehe einen klaren Nutzen.").

Abbildung 21: Ergebnisvergleich der Nutzenwahrnehmung digitaler Versorgungslösungen (n=934)

Vergleich der Nutzenwahrnehmung für die ärztliche Arbeit

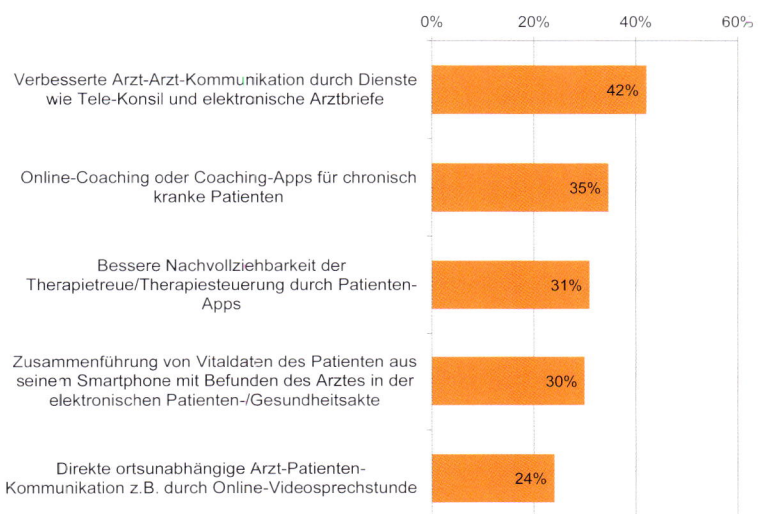

An diesem Vergleich wird deutlich, dass diejenigen Lösungen, welche der täglichen Arbeit von Ärzten am nächsten stehen oder diejenigen, welche schon am längsten auf dem Markt sind, die besten Nutzenbewertungen erhalten. Dass der Nutzen einer sich noch in der frühen Verbreitungsphase befindlichen Technikinnovation noch nicht flächendeckend erfasst werden kann, ist nachvollziehbar. Beispiel: Die Online-Videosprechstunde ist eine der im Vergleich jüngsten Technikinnovationen in der Versorgung und hat in der Berufsgruppe der Ärzte derzeit noch kaum breite Erfahrungen generieren können.

1.2.3.7 Zeitersparnis oder wirtschaftlicher Nutzen durch digitale Versorgungslösungen

Im Fokus der Zeitersparnis oder einem wirtschaftlichen Nutzen ist die Bewertung von digitalen Versorgungslösungen für Patienten seitens der Ärzte aktuell gering ausgeprägt. Vereinfacht dargestellt, stimmen dem zwei Befragte zu, während drei hier eine andere Einschätzung haben. Auch hier kann man anbringen, dass für alle digitalen Versorgungslösungen in Deutschland für ein erstes Bild noch nicht ausreichend Praxiserfahrung gesammelt werden konnte. Es ist zu hoffen, dass sich dies sehr bald bessert, da im Ausland sowie in der Forschungslandschaft schon ein umfangreicher Erfahrungsschatz vorliegt. Angemerkt sei auch, dass die Einführung neuer Technologien zunächst einen gewissen Initialaufwand mit sich bringt.

Ökonomischer und zeitlicher Nutzen wird digitalen Lösungen noch nicht attestiert

Abbildung 22: Bewertung der Relevanz digitaler Versorgungslösungen für die tägliche Arbeit: Zeitersparnis oder wirtschaftlicher Nutzen für den Arzt bzw. die Praxis (n=940)

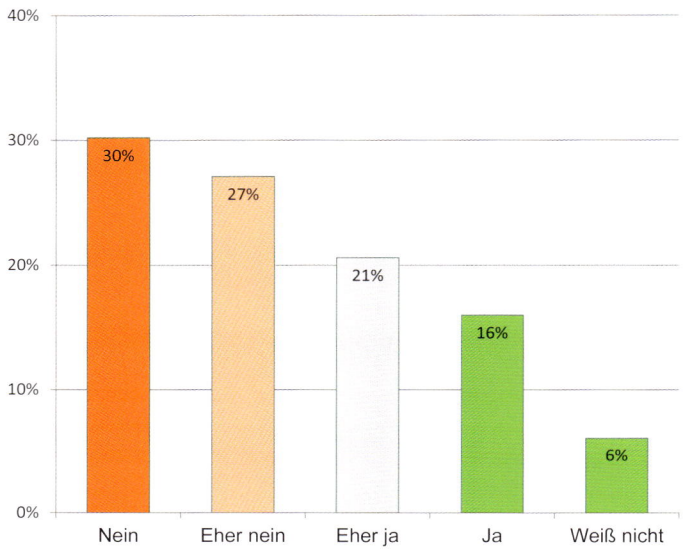

1.2.3.8 Soziodemografische Ergebnisunterschiede

Eine der für diese Befragung deutlichsten Ergebnisunterschiede wird bei der Nutzenbewertung digitaler Versorgungslösungen für Patienten in Abhängigkeit des Alters deutlich. Dies trifft ebenso für einen vermuteten zeitlichen oder ökonomischen Vorteil für Arzt und Praxis zu. In Abbildung 23 wurden von allen abgefragten Anwendungen die Mittelwerte der Prozente in Abhängigkeit des Alters dargestellt, welche einen „klaren Nutzen" digitaler Versorgungslösungen sehen, sowie einen zeitlichen oder ökonomischen Vorteil für Ärzte und Praxen.

Hier wird deutlich: Je jünger die Ärztinnen und Ärzte sind, desto eher sehen sie einen klaren Nutzen für digitale Versorgungslösungen und umgekehrt. Der gleiche Zusammenhang trifft auf die vermuteten zeitlichen und ökonomischen Vorteile für Ärzte und Praxen zu. Befragte mit einer ärztlichen Tätigkeit von zwei bis fünf Jahren sehen mehr als doppelt so häufig einen klaren Nutzen digitaler Patientenhelfer im Unterschied zu praktizierenden Ärztinnen und Ärzten mit mehr als 20 Jahren Berufserfahrung.

Abbildung 23: Nutzenbewertung digitaler Versorgungslösungen in Abhängigkeit des Alter (hier: Mittelwerte in der Antwortkategorie: „Ich sehe einen klaren Nutzen.", n=924)

Nutzenwahrneh-mung digitaler Anwendungen stark vom Alter abhängig

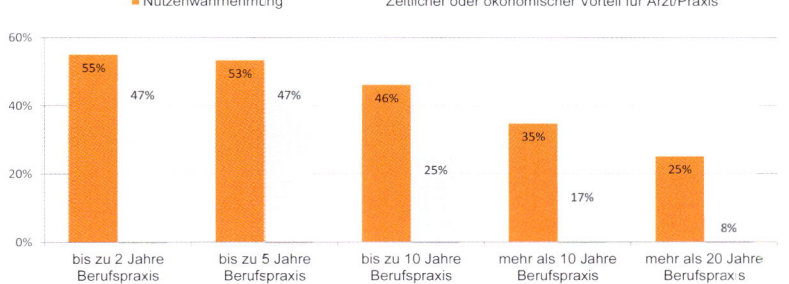

■ Nutzenwahrnehmung   Zeitlicher oder ökonomischer Vorteil für Arzt/Praxis

1.2.4 Aspekte der Nutzenbewertung digitaler Versorgungslösungen und ihr Weg in die Versorgung

1.2.4.1 Nutzenbewertung von Apps für Patienten

Situation

Nur ein Bruchteil der digitalen Patientenangebote kann derzeit einen Nutzennachweis, üblicherweise in Form einer wissenschaftlichen Publikation, erbringen. Gründe dafür liegen in den hohen Investitionskosten und der oft zu langen Laufzeit einer klassischen klinischen Evaluation. Dass digitale Therapiehelfer eine schlanke Evaluationslösung brauchen, ist ein zunehmend relevantes Thema in der Wissenschaft[20]. Auch Gesundheitsverbände schlagen agilere Vorgehensweisen hierzu vor, wie beispielsweise ein „Fast Track"-Vorgehen[21]. Agilere Evaluationsmethoden spielen beispielsweise kontrolliert geänderte Elemente eines digitalen Coaching-Programmes unterschiedlichen kleineren Patientengruppen zu, evaluieren die Nutzungsrate und Wirkung dieser Elementekombination im Unterschied zur vorherigen Kombination oder derjenigen in der Kontrollgruppe und lassen diese Erkenntnisse gleich bei dritten Nutzergruppen fließend weiterevaluieren.

Ergebnisse

Wie Apps für Patienten ihren Nutzen nachweisen sollen oder können, ist derzeit noch nicht final reguliert. Wie die teilnehmenden Ärztinnen und Ärzte hier vorgehen würden, stellt Abbildung 24 dar.

---

20 Pham et al: Beyond the Randomized Controlled Trial: A Review of Alternatives in mHealth Clinical Trial Methods. Toronto: JMIR Mhealth Uhealth. Online unter: mhealth.jmir.org/2016/3/e107/ (Abruf: 6.12.2018).
21 Siehe exemplarisch: Impulspapier des Bundesverband Managed Care für die Bundestagswahl 2017. Online unter: https://www.bmcev.de/wp-content/uploads/2016/12/Impulsgeber_04_2016.pdf (Abruf: 6.12.2018).

Die Mehrheit erwartet eine Evaluation vergleichbar mit einer Evaluation bei Medikamenten. Jeder fünfte hält dies für unrealistisch und befürwortet ebenfalls schlankere Evaluationsmethoden. Und jeder sechste bis siebte würde Apps auch ohne direkten Nutzennachweis anwenden, wenn der Nutzen überzeugt.

Das bisher ungelöste Problem: Einheitliche Nutzenbewertung von Apps

Abbildung 24: Vorgehensmöglichkeiten im Nutzennachweis bei Apps für Patienten (n=926)

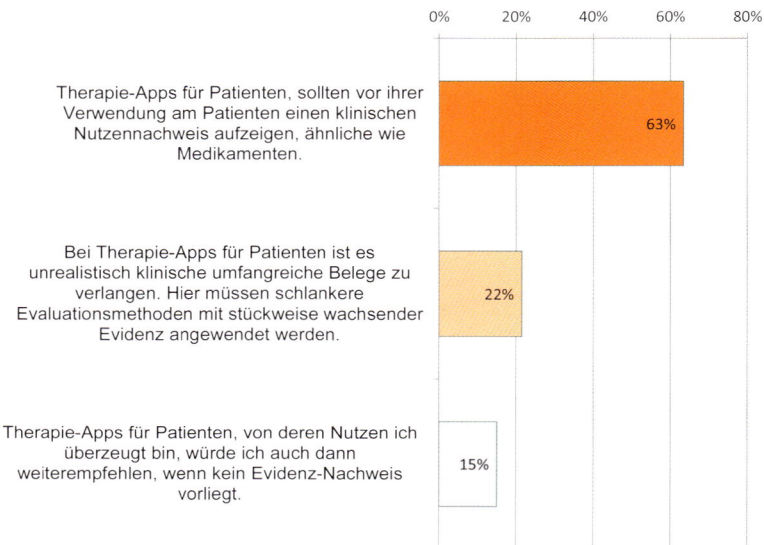

Kommentar

Zwar existieren alternative Evaluationsmethoden, wie bspw. in Fußnote 15 erwähnt, jedoch ist deren Umsetzung in die Praxis nicht automatisch gegeben. Das Bundesministerium für Gesundheit, Abteilung 5 Digitalisierung und Innovation, arbeitet derzeit an Regulationslösungen für diese Fragestellungen.

1.2.4.2 Der Weg von Apps in die Versorgung

Situation

Wie Apps in die Versorgung kommen können, wird derzeit stark diskutiert. Es gibt in Deutschland und auf EU-Ebene diverse Initiativen einer Art transparenten Evaluation, Prüfung oder Zertifizierung. Nur fehlt derzeit insbesondere für Ärzte im Behandlungsalltag eine verlässliche und geprüfte Orientierung hierzu. Eine der Lösungen wäre beispielsweise eine leitlinienähnliche Liste.

Ergebnisse

Die Mehrheit der Ärzte hält hierfür die medizinischen Fachgesellschaften am geeignetsten, gefolgt von der ärztlichen Selbstverwaltung und einem gemeinsamen Ansatz mit Krankenkassen und Ärzten. Ministerien und Behörden hält lediglich jeder achte Teilnehmer als kompetente Instanz hierfür.

Abbildung 25: Vorschläge von Akteuren für eine digitale App-/Lösungsorientierung für Ärzte (n=926)

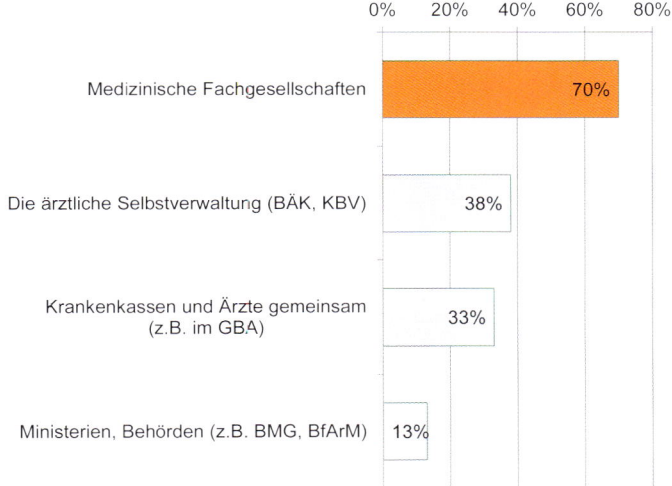

Kommentar

Tatsächlich haben erste große Fachgesellschaften schon vor wenigen Jahren begonnen, eine Art digitale Orientierung für ihre Mitglieder zu entwickeln. Beispielsweise publizierte die Deutsche Diabetes Gesellschaft zu ihrer Herbsttagung 2017 ein „Code of Conduct Digital Health"[22]. Inwieweit diese Initiativen im Praxisalltag ihrer Mitgliederärzte Anwendung gefunden haben, kann hier nicht ermittelt werden. Es ist jedoch zu vermuten, dass hier noch ein längerer Weg für alle Akteure in der Versorgung vor ihnen liegt.

Welche Organisation soll der Ärzteschaft eine Orientierung für digitale Lösungen geben?

1.2.5 Konkrete Szenarien digitaler Versorgungslösungen

Ein letzter Schwerpunkt der Befragung war die Abfrage von möglichen konkreten Szenarien, in denen digitale Angebote für den Patienten in der Versorgungspraxis zur Anwendung kommen. Die Szenariobewertungen der Befragten werden im Folgenden dargestellt.

---

22 DDG Pressemitteilung vom 29.11.2017: DDG stellte „Code of Conduct Digital Health" zur digitalen Transformation vor. Online unter: www.deutsche-diabetesgesellschaft.de/fileadmin/Redakteur/Presse/Pressemitteilungen/2017/E-Mail_ PM_DDG_Entwurf_Code_of_conduct_F.pdf (Abruf am 7.12.2018).

Wie können digitale Szenarien konkret aussehen und wie werden sie von Ärzten bewertet?

1.2.5.1 Szenario: Veränderung der Arzt-Patienten-Beziehung

Situation

Die Dreiecksbeziehung Arzt-Patient-Internet ist zunehmend Gegenstand von Artikeln und Befragungen[23]. Global zeigen Beobachtungen, dass digitale Versorgungsangebote wie die Online-Gesundheitsakte ein nachhaltiges Shared-Decision-Making beispielsweise erst ermöglichen[24]. Vor diesem Hintergrund wurde die Frage gestellt:

Die Digitalisierung der Versorgung und der Zugriff der Patienten auf ihre Behandlungsdaten verändert heute schon die Arzt-Patienten-Beziehung und führt zu einem größeren Informationsbedürfnis. Wie bewerten Sie die Entwicklung?

Ergebnisse

Auch diese Antwortgewichtung fiel ausgewogen aus. Jeder zweite Arzt steht hierzu neutral. Einer von vier findet dies nicht gut, etwas mehr als jeder Vierte findet dies gut (vgl. Abb. 26).

Abbildung 26: Veränderung der Arzt-Patienten-Beziehung durch die Digitalisierung der Versorgung (n=938)

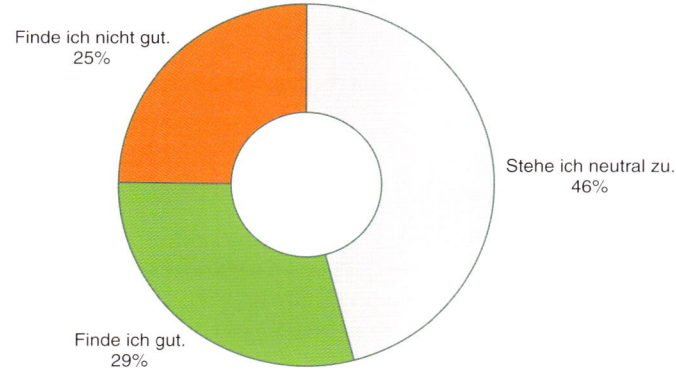

Finde ich nicht gut. 25%

Stehe ich neutral zu. 46%

Finde ich gut. 29%

---

23 Siehe exemplarisch: Ärzte Zeitung online, 29.08.2018: Arzt-Patienten-Beziehung noch ausbaufähig. Online unter: https://www.aerztezeitung.de/politik_gesellschaft/berufspolitik/article/970395/kbv-versichertenbefragung-arzt-patienten-beziehung-noch-ausbaufaehig.html (Abruf: 6.12.2018) oder Süddeutsche Zeitung online, 26.01.2018: Studie: Viele Menschen befragen Dr. Internet. Online unter: https://www.sueddeutsche.de/news/gesundheit/gesundheit-studie-viele-menschen-fragen-dr-internet-dpa.urn-newsml-dpa-com-20090101-180126-99-809391 (Abruf: 6.12.2018).

24 Siehe exemplarisch: Davis et al: Shared decision-making using personal health record technology: a scoping review at the crossroads, Journal of the American Medical Informatics Association, Volume 24, Issue 4, 1 July 2017, S. 857–866.

Kommentar

Das Für und Wider dieser Entwicklung in der Ärzteschaft wirkt sehr ausgewogen. Auch hier fehlen vermutliche konkrete Beobachtungen, Evaluationen und Anwendungsszenarien, welche die Nachvollziehbarkeit möglicher Vorteile einer digitalen Medizin greifbarer darstellen. Die nächsten Jahre werden hierfür gewiss viel Material liefern.

Veränderung der Arzt-Patienten-beziehung durch die Digitalisierung wird derzeit neutral bewertet

1.2.5.2 Szenario: Verstärktes patientenseitiges Einfordern von Befunddaten für die Online-Gesundheitsakte

Situation

Es kann vermutet werden, dass eine Verbreitung von webbasierten Online-Gesundheitsakten in der Bevölkerung auch zu einer Steigerung der Anfrage von Befunddaten beim Arzt führt. Hintergrund: In der Regel bieten die Online-Gesundheitsakten das versorgerseitige oder patientenseitige Einfügen und Hochladen von Befunddaten in digitaler Form in die Online-Akte an. Es wurde somit in diesem Kontext die Frage gestellt:

Stellen Sie sich vor: Für Online-Gesundheitsakten werden ihre Patienten demnächst verstärkt Befunddaten einfordern. Wie finden Sie das?

Ergebnisse

Das verstärkte Einforderung von Befunddaten von Patienten begrüßen die Teilnehmer tendenziell weniger, als sie es begrüßen. Zwei von fünf Ärzten stehen zwar neutral dazu, einer von fünf begrüßt dies, zwei von fünf finden es nicht gut.

Abbildung 27: Bewertung des verstärkten patientenseitigen Einforderns von Befunddaten durch Online-Gesundheitsakten (n=937)

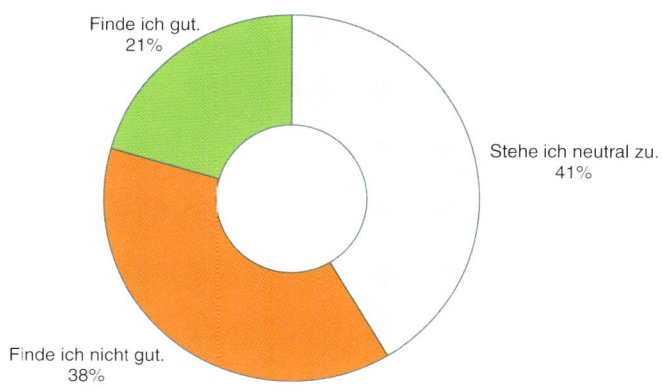

Finde ich gut.
21%

Stehe ich neutral zu.
41%

Finde ich nicht gut.
38%

Patientenseitiges Einfordern von Befunddaten wird aktuell eher kritisch aufgenommen

Zu diesem Szenario konnten die Teilnehmer auch im Rahmen eines offenen Textfeldes ihre Gedanken dazu schreiben. Die inhaltsanalytisch verdichteten angesprochenen 631 Themen der Textbeiträge stellt Abbildung 28 dar.

Abbildung 28: Bewertung des verstärkten patientenseitigen Einforderns von Befunddaten durch Online-Gesundheitsakten, Themen der Textbeiträge (n=631)

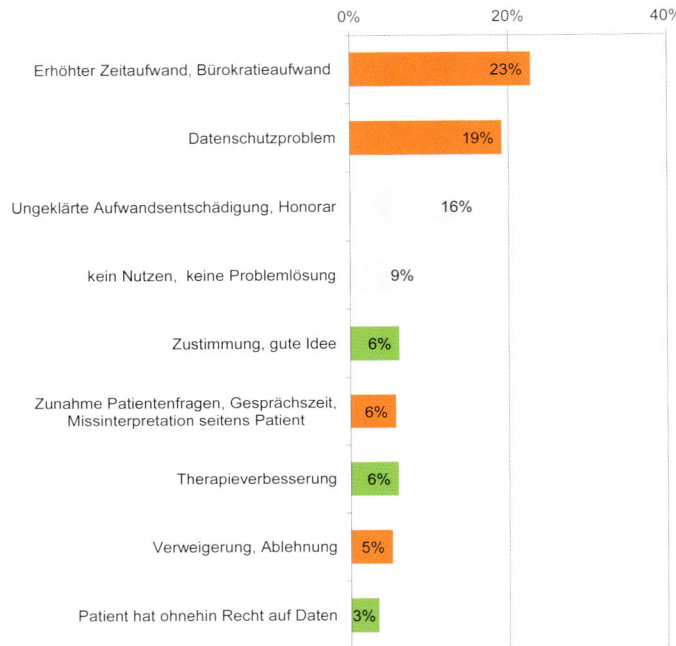

Kommentar

Die Antworten legen nahe, dass viele Ärztinnen und Ärzte die veränderten Rollen in der Arzt-Patienten-Beziehung in Folge der Digitalisierung eher skeptisch oder abwartend betrachten. Die Digitalisierung wird weitgehend begrüßt, so lange sie zu mehr Effizienz in der Praxisorganisation führt und vor allem, wenn sie einen therapeutischen Nutzen hat. Geht es um die kulturelle Seite der Digitalisierung, die tradierte Rollen in Frage stellt, findet die Aufgeschlossenheit ihre Grenzen. Schließlich stärkt die Verfügbarkeit von Befunden und anderen Gesundheitsdaten die Souveränität von Patienten. Ob sich die abwartende bis kritische Haltung vieler Mediziner hier aufrechterhalten lässt, ist allerdings nicht ausgemacht: Spätestens mit den elektronischen Patientenakten im Rahmen der Telematik-Infrastruktur, wie sie das TSVG vorsieht, wird es ein Umdenken bei den Medizinern geben müssen. Diverse Feldbeobachtungen zum Einfluss von Online-Gesundheitsakten auf die Arzt-Patienten-Beziehung zeigen positive Wirkungen (siehe Fußnote 20).

Aktuell sehen jedoch leicht mehr Ärzte dieses Szenario mit diversen Problemen behaftet, als es Vorteile bringen würde, auch wenn zwei von fünf hierzu neutral stehen. Dies zeigt auch die Themenzusammenfassung der offenen Textantwort.

1.2.5.3 Szenario: Zugang für Ärzte von zurückliegenden Befunddaten durch die Online-Gesundheitsakte

Situation

Das Szenario einer webbasierten Akte, welche den Vorteil hat, dass der aktuell behandelnde Arzt vergangene Befunde zentral koordiniert einsehen kann sollte hier bewertet werden. Es wurde gefragt:

Stellen Sie sich vor: Ein Patient hat eine eigene Gesundheitsakte. Dort befinden sich die Befunddaten von zwei Ärzten, die den Patienten zuvor behandelt haben. Der Patient stellt Ihnen diese Daten vor dem Termin digital zur Verfügung. Wie finden Sie dieses Szenario?

Ergebnisse

Auf diesen Vorteil angesprochen stimmte jeder zweite Arzt zu, dass dadurch die Befundarbeit sowie auch die Qualität der Behandlung verbessert werden würde. Jeder dritte stimmte auch einer Zeitersparnis zu. Umgekehrt sahen drei von zehn darin einen unnötigen Zeitaufwand aber auch ein Budgetvorteil.

Verfügbarkeit zurückliegender Befunddaten durch digitale Lösungen wird tendenziell positiv wie auch kritisch aufgenommen

Abbildung 29: Bewertung des Zugangs von zurückliegenden Befunddaten für Ärzte vor dem Patiententermin durch eine Online-Gesundheitsakte (n=922)

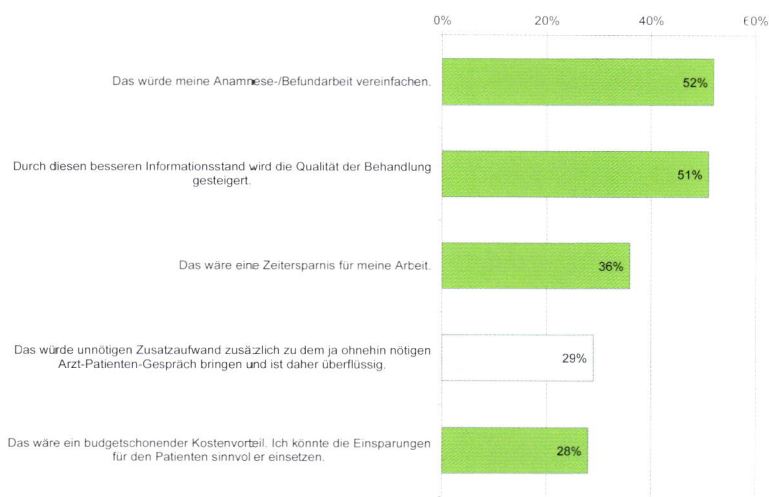

Auch zu diesem Szenario konnten die TeilnehmerInnen im Rahmen eines offenen Textfeldes ihre Gedanken dazu schreiben. Die inhaltsanalytisch verdichteten angesprochenen 323 Themen der Textbeiträge stellt Abbildung 30 dar. Hier wird deutlich, dass die Mehrheit der genannten Themen eher Bedenken oder Umsetzungshürden denn Vorteile thematisieren. Lediglich drei von 15 erwähnten Themenfeldern sind klar positiv belegt.

Abbildung 30: Bewertung des Zugangs von zurückliegenden Befunddaten für Ärzte vor dem Patiententermin durch eine Online-Gesundheitsakte, Ergebnisse der offenen Textantworten (n=323)

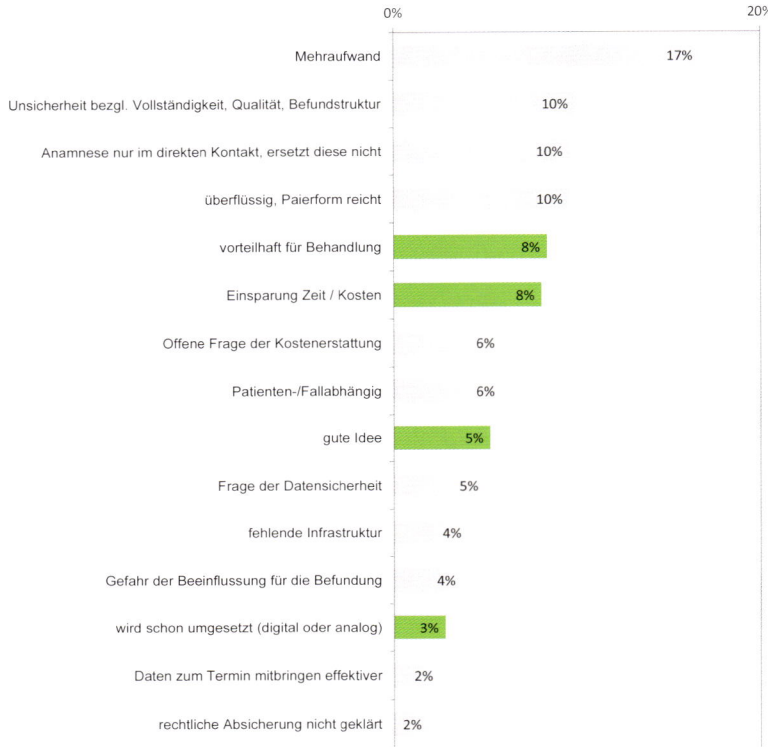

Kommentar

In der geschlossenen Abfrage stimmte jeder zweite oder jeder dritte den Vorteilen dieses Szenarios zu. In den offenen Textthemen dominierten Bedenken. Die Pro und Contra Äußerungen sind entsprechend vielfältig. Es bedarf wohl auch hier dem Praxistest der kommenden Jahre, um vermutete Vor- oder Nachteile auch belegen zu können. Es sei angemerkt, dass die Mehrheit der Publikationen zu Online-Gesundheitsakten in der Versorgung einen positiven Outcome verzeichnen können (siehe Fußnote 20).

1.2.5.4 Szenario: Automatische Prüfung der Medikation durch eine Online-Gesundheitsakte (verordnet und auf Basis der Selbstmedikation)

Situation

Diverse Apps und Start-ups bieten Medikamenten-Management-Lösungen für Patienten an inklusive diverse Formen von Wechsel-wirkungs-Checks[25]. In der Regel sind diese Softwarelösungen nicht mit der Arztpraxisverwaltungssoftware oder der Fall-/Patientenakte beim Arzt verknüpft. Es wurde daher folgendes Szenario abgefragt:

Stellen Sie sich vor: Bei einer Online-Gesundheitsakte für den Pati-enten werden automatisch die Medikamente des Patienten nach ei-nem Wechselwirkungs-Check geprüft. Auch OTC Präparate werden hier aufgenommen. Was halten Sie davon?

Ergebnisse

Sieben von zehn TeilnehmerInnen halten dieses Szenario für gut und lediglich einer von zehn tut dies nicht.

Abbildung 31: Bewertung der automatischen Medikationsprüfung (ethisch und OTC) durch eine Online-Gesundheits-akte (n=925)

Der digitale Check von Medikamenten-kombinationen (Unverträglich-keiten) hat eine der höchsten Zustimmungen

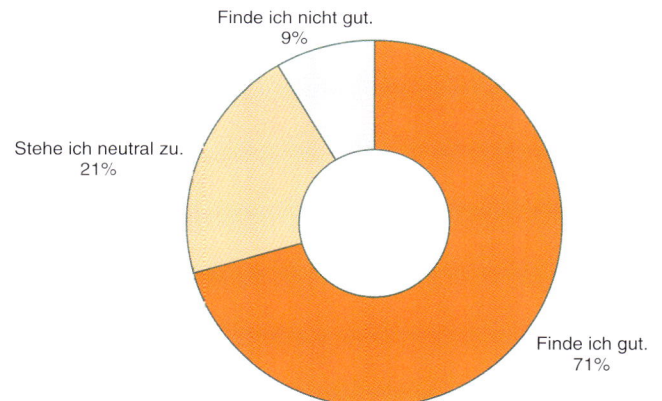

Finde ich nicht gut.
9%

Stehe ich neutral zu.
21%

Finde ich gut.
71%

Kommentar

Wie es scheint, finden digitale Lösungen um so mehr Zustimmung, je konkreter und sinnbringender sie in der alltäglichen Versorgungs-situationen eine Lösung darstellen. Die derzeit mangelnde ganz-heitliche Übersicht von stationär und/oder ergänzend ambulant ver-ordneten Medikamenten sowie diejenigen frei käuflichen Arzneien, welche der Patient zusätzlich einnimmt, stellt häufig eine Problema-tik dar, beispielsweise bei somit unentdeckten Unverträglichkeiten

---

25 Siehe exemplarisch: MyTherapy-App der Smartpatients GmbH (mytherapyapp. com).

bei der Kombination von Präparaten oder einer möglicherweise gegenseitigen Abschwächung der erwünschten Wirkung.

1.2.5.5 Von Ärzten erwünschte Funktionen einer Online-Gesundheitsakte

In einer weiteren offenen Textfrage wurden die TeilnehmerInnen aufgefordert ihre Ideen und Wünsche für etwaige Funktionen einer Online-Gesundheitsakte zu formulieren. Abbildung 32 zeigt die am häufigsten genannten Funktionen.

Offen gefragt: Welche Funktionen wünschen sich Ärzte von einer Online-Gesundheitsakte?

Abbildung 32:   Erwünschte Funktionen einer Online-Gesundheitsakte (offene Textfrage, n=991)

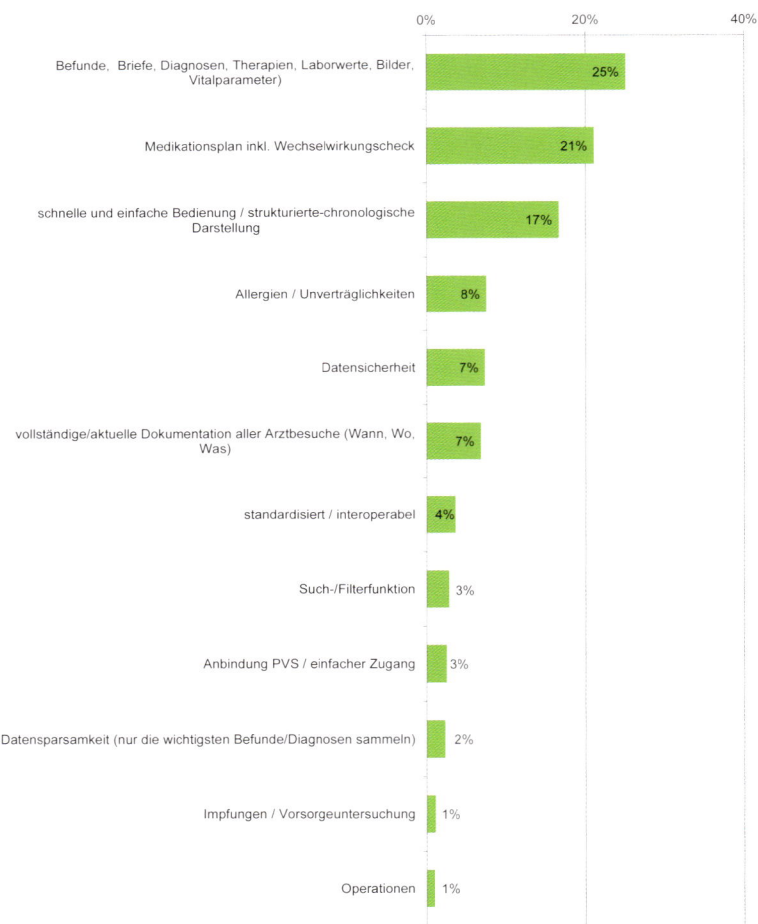

Kommentar

Parallel der starken Zustimmung beim Medikations-Check, wünschen sich viele Ärzte grundlegende Befund- und Diagnosedaten, welche in der täglichen Patientenarbeit am häufigsten anfallen sowie Übersichten zur aktuellen Medikation. Ebenso wird eine klare und einfache Bedienung und Übersicht erwünscht.

1.2.5.6 Szenario: Patientensteuerung über einen KV-initiierten Telefon-/Videokontakt außerhalb von Sprechzeiten

Situation

In vielen Fachartikeln wurde schon die teilweise unnötige Zunahme des Aufsuchens von Notfallambulanzen beschrieben. Schon seit 2016 versucht die KBV mit Konzepten hier gegenzusteuern[26]. Vor diesem Hintergrund wurde die Frage nach einer u. A. web- bzw. videounterstützen Lösung gestellt:

Stellen Sie sich vor: Außerhalb von Praxisöffnungszeiten suchen Patienten häufig Notambulanzen auf. Was halten Sie von einer Patientensteuerung über einen KV-initiierten Telefon- oder Videokontakt (z.B. die 116117) mit diensthabenden MFA und Ärzten, die Patienten in die benötigte Versorgungsebene leiten und so überflüssige Klinikbesuche reduzieren helfen?

Ergebnisse

Drei von fünf Befragten halten dies für eine gute Lösung (vgl. Abb. 33).

KBV-initiierte Telefon-/Video-Triage zur Optimierung der Patientenströme

Abbildung 33: Bewertung einer telefon-/videobasierten Patientensteuerung (Triage) von Patienten außerhalb der Sprechzeiten zum Vermeiden von unnötigen Ambulanzbesuchen (n=931)

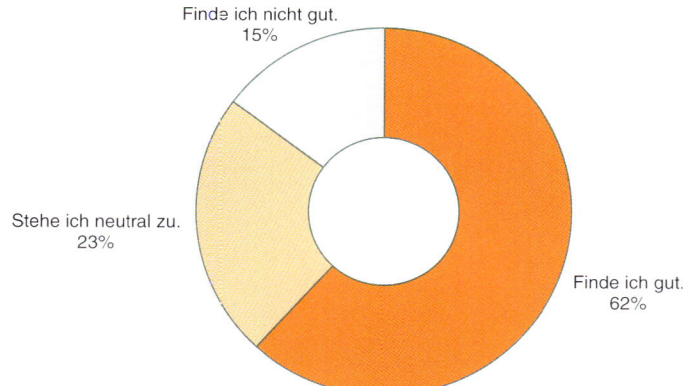

Finde ich nicht gut.
15%

Stehe ich neutral zu.
23%

Finde ich gut.
62%

Kommentar

Auch dieses Szenario, welches zu einer Entlastung unnötig aufgesuchter Ambulanzen führen könnte, findet mehrheitlich eine Zustimmung. Die Herausforderung dieses Szenarios besteht vermutlich in

---

26 Pressemitteilung der KBV vom 2.12.2016: Sinnvolle Lösungen für Patienten finden. Online unter: https://www.kbv.de/html/2016_25707.php (Abruf: 12.12.2018).

der Etablierung und Verbreitung der Servicenummer bzw. des Servicekontaktes in der Bevölkerung, um diese Vorabklärung überhaupt stimmig und wirkungseffektiv positionieren zu können. Die Tatsache, dass die Webseite 116117.de schon circa an die 100.000 Besuche/Monat aufweist, ist hierbei eine erfreuliche Entwicklung[27].

1.2.5.7 Bewertung der Szenarien in Abhängigkeit vom Alter der Befragten

Vergleicht man die Zustimmungswerte aller eben beschriebenen Szenarien in Abhängigkeit vom Alter der Befragten, wird deutlich, dass grundsätzlich alle Szenarien bei jüngeren Teilnehmern mehr Zustimmung finden. Abbildung 34 zeigt die Mittelwerte der Zustimmungswerte von allen Szenarien nach den Jahren der Arzttätigkeit auf.

Digitale Szenarien bewerten jüngere Befragte durchweg eher positiv

Abbildung 34: Zustimmungswerte aller Szenarien in Abhängigkeit vom Alter: Mittelwerte aller Antworten zu „Finde ich gut" (n=922)

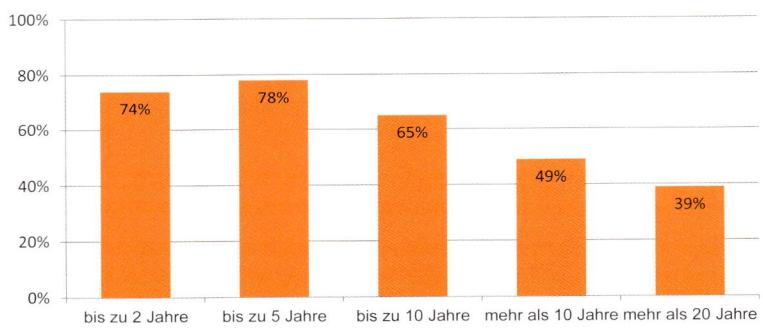

Kommentar

Im Schnitt stimmen jüngere Befragte teilweise doppelt so stark digitalen Versorgungslösungen zu als die vergleichsweise älteren Befragten. Ob die Gründe dafür in der Tatsache liegen, dass jüngere Personengruppen generell stärker digital sozialisiert wurden, oder ältere Personengruppen Neuerung in einem beruflichen Umfeld eher kritisch gegenüberstehen, kann hier nur vermutet aber nicht belegt werden. Es kann davon ausgegangen werden, dass die nächsten Jahre Befürworter, Kritiker, Marktverbreitung und Evaluationen digitaler Versorgungslösungen für intensiven Austausch sorgen werden.

1.2.5.8 Status Quo der Online-Videosprechstunde in den Praxen

In der Abschlussfrage sollte der aktuelle Stand erhoben werden, wie weit die Einrichtungen, in denen die Ärztinnen und Ärzte arbeiten, überhaupt schon eine webbasierte Fernbehandlung praktisch

---

27 Quelle: similarweb.de, Reichweitendaten von Dez. 2018.

umgesetzt haben. Die Abbildung 35 zeigt auf, dass vier von fünf Einrichtungen noch überhaupt keine Umsetzungsaktivitäten aufzeigen. Lediglich 3 Prozent praktizieren die Fernbehandlung schon und circa eine von zehn Einrichtungen erwägt eine Planung. Hier wird deutlich, dass die Fernbehandlung in den Einrichtungen der Teilnehmer sich (immerhin) in der sehr frühen Verbreitungsphase befindet.

Abbildung 35: Erfragter Status Quo der Online-Videosprechstunde/Fernbehandlung in den Einrichtungen der Teilnehmer (n=945

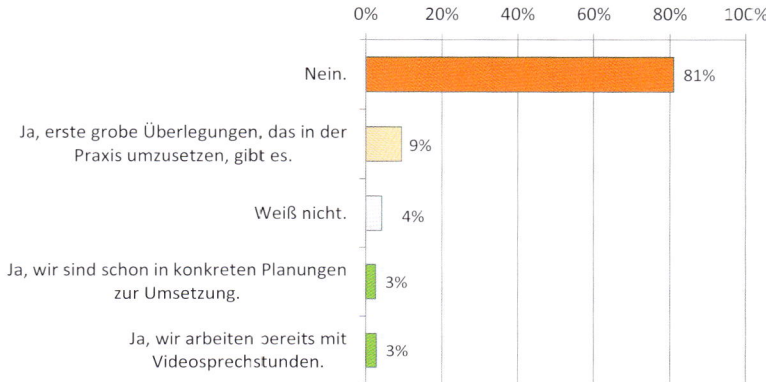

1.2.6 Literaturverzeichnis

Ärzte Zeitung online am 10.4.2017: Ärzte zwischen Begeisterung und Skepsis, online: aerztezeitung.de/praxis_wirtschaft/e-health/article/933352/digital-health-aerzte-zwischen-beges-terung-skepsis.html (Abruf: 14.12.2018).

Ärzte Zeitung online am 29.08.2018: Arzt-Patienten-Beziehung noch ausbaufähig, online: aerztezeitung.de/politik_gesell-schaft/berufspolitik/article/970395/kbv-versichertenbefra-gung-arzt-patienten-beziehung-noch-ausbaufaehig.html (Abruf: 6.12.2018).

Berliner Zeitung: Doctolib eröffnet Innovation Center in Berlin. Online: https://www.berliner-zeitung.de/digital/start-up-fuer-arztter-mine-doctolib-eroeffnet-innovation-center-in-berlin-29741286 (Abruf: 14.12.2018).

Bundestag: Bericht des Bewertungsausschusses vom 28.11.2018 zur Überprüfung des Einheitlichen Bewertungsmaßstabes auf die Möglichkeit zur ambulanten telemedizinischen Leis-tungserbringung, online unter: http://dip21.bundestag.de/dip21/btd/19/060/1906020.pdf (Abruf am 10.12.2018).

Bundesverband Managed Care und McKinsey: Pressemitteilung vom 27.09.2018: „Digitalisierung im Gesundheitswesen", on-

line unter: mckinsey.de/news/presse/2018-09-27-digitalisie-
rung-im-gesundheitswesen (Abruf: 14.12.2018).

Bundesverband Managed Care und McKinsey: Impulspapier des
Bundesverband Managed Care für die Bundestagswahl 2017,
online: https://www.bmcev.de/wp-content/uploads/2016/12/
Impulsgeber_04_2016.pdf (Abruf: 6.12.2018).

DAK-Gesundheit: Erster Digitalisierungsreport 2018, online unter:
dak.de/digitalisierungsreport (Abruf: 14.12.2018).

Davis et al: Shared decision-making using personal health record
technology: a scoping review at the crossroads, Journal of the
American Medical Informatics Association, Volume 24, Issue
4, 1 July 2017, S. 857–866.

Deutsche Apotheker- und Ärztebank: Pressemitteilung vom
29.10.2018: „Digital first? Beispiele aus der ambulanten
Praxis", online unter: newsroom.apobank.de/news/digital-
first-digitalisierung-in-der-ambulanten-praxis-329306 (Abruf:
14.12.2018).

Deutsche Diabetes Gesellschaft e.V.: Pressemitteilung vom
29.11.2017: DDG stellte „Code of Conduct Digital Health"
zur digitalen Transformation vor, online: deutsche-di-
abetes-gesellschaft.de/fileadmin/Redakteur/Presse/
Pressemitteilungen/2017/E-Mail_PM_DDG_Entwurf_Code_
of_conduct_F.pdf (Abruf am 7.12.2018).

The Economist: Ausgabe Februar 2018: „An app a day: The London
GP clinic that took on 14,000 new patients in three months.
Online: https://www.economist.com/britain/2018/02/17/
the-london-gp-clinic-that-took-on-14000-new-patients-in-th-
ree-months (Abruf: 14.12.2018).

EPatient RSD GmbH: Pressemitteilung zum 5. Digitalen Gesundheitsmarkt Report 2018 vom 22. Oktober 2018: Der Damm
bricht: Gesundheits-Apps vor dem Durchbruch. Schauen Politik und Selbstverwaltung nur zu? Online: www.dgm-report.de

Fortune: More Than Half of Kaiser Permanente's Patient Visits Are
Done Virtually, online Version vom 6.10.2016, online: fortune.
com/2016/10/06/kaiser-permanente-virtual-doctor-visits

Garmin Deutschland GmbH: Pressemitteilung vom 2.3.2017: Mission Gesundheit: Mit Garmin Health unterstützt der Wearables-
Experte auch B2B-Kunden, online unter: www.garmin.com/
de-DE/newsroom/pressreleases/mission-gesundheit-mit-
garmin-health-unterstuetzt-der-wearables-experte-auch-b2b-
kunden-1827714 (Abruf am 6.12.2018).

Gay, V; Leijdekkers, P.: Bringing Health and Fitness Data Together
for Connected Health Care: Mobile Apps as Enablers of Inter-
operability, J Med Internet Res 2015;17(11):e260.

Handelsblatt vom 12.6.2018: „Schwedisches Telemedizin-Start-up Kry sammelt 53 Millionen Euro ein". Online Abruf am 4.12.2018: https://www.handelsblatt.com/unternehmen/mittelstand/online-sprechstunde-schwedisches-telemedizin-start-up-kry-sammelt-53-millionen-euro-ein/

Kassenärztliche Bundesvereinigung: Pressemitteilung vom 23.10.2018: „Wie sieht es mit der Digitalisierung in Praxen aus?" Online unter: kbv.de/html/2018_37713.php (Abruf: 14.12.2018).

Handelsblatt vom 2.12.2016: Sinnvolle Lösungen für Patienten finden, online: https://www.kbv.de/html/2016_25707.php (Abruf: 12.12.2018).

Handelsblatt: Pressemitteilung vom 2.12.2016: Sinnvolle Lösungen für Patienten finden. Online unter: https://www.kbv.de/html/2016_25707.php

Kelders, S.: Understanding adherence to web-based interventions: Universiteit Twente, 2012.

Marburger Bund: Pressemitteilung vom 15.12.2017: „Digitales Krankenhaus: Große Hoffnungen, ernüchternde Realität", online: https://www.marburger-bund.de/bundesverband/pressemitteilung/digitales-krankenhaus-grosse-hoffnungen-ernuechternde-realitaet (Abruf: 14.12.2018).

Pham et al.: Beyond the Randomized Controlled Trial: A Review of Alternatives in mHealth Clinical Trial Methods. Toronto: JM R Mhealth Uhealth. Online unter: mhealth.jmir.org/2016/3/e107/ (Abruf: 6.12.2018).

Schachinger, A.: Der blinde Fleck von Entscheidern im Gesundheitswesen: Über Wirkungsnachweise für digitale Versorgungslösungen. Fachzeitschrift EHEALTH COM: Nr. 2-3 2018, S. 42-45, online verfügbar unter www.epatient-rsd.com

Similarweb LTD: Digital Data Marktforschungsunternehmen, online: similarweb.com

Stiftung Gesundheit, jährliche Studien unter: www.stiftung-gesundheit.de/stiftung/studien.htm (Abruf: 27.11.2018).

Süddeutsche Zeitung online, 26.1.2018: Studie: Viele Menschen befragen Dr. Internet. Online unter: https://www.sueddeutsche.de/news/gesundheit/gesundheit-studie-viele-menschen-fragen-dr-internet-dpa.urn-newsml-dpa-com-20090101-180126-99-809391 (Abruf: 6.12.2018).

Talboom-Kamp EP, Verdijk NA, Kasteleyn MJ, Harmans LM, Talboom IJ, Numans ME, Chavannes NH: High Level of Integration in Integrated Disease Management Leads to Higher Usage in the e-Vita Study: Self-Management of Chronic Obstructive Pulmonary Disease With Web-Based Platforms in a Parallel Cohort Design. J Med Internet Res 2017;19(5):e185.

World Health Organization: Adherence to long-term therapies. Evidence for action. Genf, 2003.

2. Die Digitalisierung hängt an der Akzeptanz der Ärzte

Hauke Gerlof

Immer mal wieder wird von Kostenträgern oder auch von Politikern mehr oder weniger laut gemurrt, es seien die Ärzte, die eine schnellere Digitalisierung verhinderten oder gar blockierten. Und das sogar weniger in Gremien oder als Gesellschafter der gematik. Vielmehr seien es in erster Linie die Ärzte in den Praxen, die sich angeblich mit neuen Anwendungen schwer tun.

Das mag in manchen Fällen durchaus zutreffen. Aber in ihrer großen Mehrheit reagieren Ärzte auf Anreize, seien sie finanzieller Natur oder seien es technische Innovationen, die Prozesse in den Praxen beschleunigen oder die Kosten anderweitig senken. Sie sind dann auch bereit zu investieren. Das hat die Einführung der Krankenversichertenkarte Mitte der 1990er-Jahre beispielhaft gezeigt, als niedergelassene Ärzte über mehrere Jahre hinweg jährlich Hunderte Millionen von damals D-Mark in Praxiscomputer investierten, die für den Umgang mit der Chipkarte erforderlich waren. Binnen weniger Jahre waren praktisch alle für die Versorgung relevanten Praxen mit Computern ausgestattet – ohne dass es für den Kauf der Computer und der Software Zuschüsse gegeben hätte. Die gab es lediglich für die Kartenlesegeräte.

Mit den Computern in den Praxen war eigentlich die wichtigste Voraussetzung für die Digitalisierung der ambulanten Versorgung bereits erfüllt. Und dass Praxen auch online können, zeigte ihre zügige Anbindung an die Labore, mit denen via LDT mittels Modem Befunde empfangen wurden. Auch die Online-Abrechnung wurde letztlich von den Vertragsärzten relativ klaglos geschluckt, zumal sie von den Kassenärztlichen Vereinigungen mit Honoraranreizen in Form von niedrigeren Kostensätzen garniert wurde. Nicht zuletzt schuf die Kodierung der Diagnosen nach ICD-10 die Voraussetzung für eine barrierefreie und auch maschinenlesbare Kommunikation zwischen Ärzten.

Dass es danach bei der Online-Vernetzung zwischen Ärzten, auch sektorübergreifend, lange keine Fortschritte gab, lag letztlich vor allem daran, dass das gesamte Gesundheitssystem auf die Telematikinfrastruktur (TI) wartete, auf den großen Big Bang der Digitalisierung. Doch der kam nicht – und bis heute ist die TI nur ansatzweise einsatzfähig. Technische Probleme, die Neigung in Deutschland, alles hundertprozentig machen zu wollen, gegenseitige Blockaden innerhalb der Selbstverwaltung, widersprüchliche Signale aus der Politik bei Regierungswechseln und nicht zuletzt eine suboptimale Kommunikation in Richtung Ärzteschaft haben zu immer neuen Verzögerungen geführt. Ansätze außerhalb der geplanten Telematikinfrastruktur blieben Insellösungen, weil alle Akteure auf „das große Ding" warteten – und bis heute warten.

In den vergangenen Jahren hat die Entwicklung eine neue Dynamik gewonnen – durch Gesundheits-Apps, durch telemedizinische Lösungen und nicht zuletzt durch neue Anbieter auf dem Markt, die eine Digitalisierung an der Selbstverwaltung vorbei, ohne Datenschutzstandards, bewerkstelligen könnten.

Die Befragung für den aktuellen Digitalisierungsreport der DAK-Gesundheit und der Ärzte Zeitung ist bewusst den Weg gegangen, die Ärzte nicht nach der übergreifenden Telematikinfrastruktur zu fragen. Es ging vielmehr um die Anwendungen im Praxisalltag, die Interaktion zwischen Ärzten und Patienten angesichts der neuen Möglichkeiten mit der Digitalisierung, die Frage der Nutzung von Gesundheits-Apps und auch die Frage, wie Ärzte die Online-Kommunikation untereinander über Arztbriefe oder im Telekonsil bewerten.

2.1　Die aktuelle Situation im Licht der Umfrage

Der aktuelle Report zeigt die zwiespältige Haltung vieler Ärzte zur Digitalisierung. Die Anwendungen, die abgefragt wurden, sind überwiegend zwischen 80 und 99 Prozent der Teilnehmer bekannt, seien es Videosprechstunde, Diagnostik-Apps, E-Arztbrief, Online-Coaching von Patienten oder Terminvereinbarungen online. Einzig Symptomchecker wie Ada Health sind nur einer Minderheit der online befragten Teilnehmer bekannt. Dass die öffentliche Diskussion und auch Fortschritte in der Entwicklung von Ärzten wahrgenommen werden, zeigt der Vergleich der aktuellen Werte mit den Zahlen des Digitalisierungsreports im vergangenen Jahr: Die Bekanntheit von Online-Gesundheitsakten/Patientenakten beispielsweise ist binnen Jahresfrist um 22 Prozentpunkte auf 74 Prozent gestiegen.

Digitale Lösungen im Praxisalltag　Im Alltag der ärztlichen Tätigkeit angekommen sind diese Anwendungen allerdings nur bei einer Minderheit der Teilnehmer. Am höchsten ist der Anteil der Ärzte, die schon einmal mit der Anwendung zu tun gehabt haben, bei den Online-Terminvereinbarungen (45 Prozent), gefolgt vom E-Arztbrief mit 30 Prozent. Dort, wo der konkrete Nutzen am ehesten spürbar ist, werden Ärzte am ehesten aktiv. Durch Online-Termin-Software wird beispielsweise der Telefondienst der Praxis entlastet, bei gleichzeitig besserem Service für die Patienten, die rund um die Uhr Termine buchen können. Nach einigen Jahren Vorlauf scheint sich diese Lösung nun langsam in den Praxen durchzusetzen.

Nutzenbewertung　Die zwiespältige Haltung zieht sich auch bei der Frage nach der individuellen Nutzenbewertung einzelner Anwendungen durch: Zählt man „Ich sehe einen klaren Nutzen" und „vielleicht einen Nutzen" zusammen, ergibt sich bei allen Anwendungen eine klare Mehrheit. Allerdings ist der Anteil der Ärzte, die keinen Nutzen sehen, häufig (fast) ebenso hoch wie derer, die einen klaren Nutzen sehen.

Es besteht also (noch) so etwas wie ein Gleichgewicht zwischen Skeptikern und Ärzten, die einen Nutzen digitaler Anwendungen zu erkennen glauben.

Ein klares Übergewicht zugunsten eines wahrgenommenen Nutzens ergibt sich beim Online-Coaching von Patienten, zum Beispiel nach einer Rehabilitation (35 Prozent pro, 16 Prozent contra Nutzen), und beim Punkt verbesserte Kommunikation mit Kollegen durch Dienste wie Telekonsil oder E-Arztbrief (42 Prozent pro, 20 Prozent contra Nutzen).

Bei der Videosprechstunde hingegen überwiegen sogar die Skeptiker ganz leicht (24 Prozent pro, 27 Prozent contra Nutzen, bei 48 Prozent der Teilnehmer, die vielleicht einen Nutzen sehen) – trotz der jetzt anstehenden Erleichterungen durch die Lockerung des Verbots der ausschließlichen Fernbehandlung in den meisten Berufsordnungen. Hier dürfte die karge Honorierung dieser Leistung im EBM einen großen Teil zur skeptischen Einschätzung der Mehrheit der Ärzte beitragen. Den größeren Nutzen ziehen ja letztlich in vielen Fällen auch Patienten aus dem Angebot der Videosprechstunde. Grund: Sie können den Weg in die Praxis und möglicherweise auch Ausfallzeiten bei der Arbeit oder in der Schule vermeiden. Ärzte dagegen müssen sich wie in der „normalen" Sprechstunde die Zeit freihalten und den Zeittakt genau einhalten, damit sie sich im Netz mit den Patienten treffen können.

Videosprech-stunde

Auch die Gesamtbilanz der Ärzte zu den neuen Anwendungen ist insgesamt skeptisch. 57 Prozent der Teilnehmer sehen (eher) keine Zeitersparnis beziehungsweise keinen wirtschaftlichen Nutzen – gegen 37 Prozent, die einen solchen Nutzen sehen. Bei Ärzten, die erst kurz im Beruf sind, kehrt sich das Verhältnis allerdings um (53 Prozent sehen einen wirtschaftlichen Nutzen).

Wie sehr die Grundhaltung zu digitalen Anwendungen davon abhängt, ob diese schon in der Realität eine Rolle spielen oder nicht, zeigt die Frage nach konkreten Szenarien. Die Anforderung von Befunddaten für die patienteneigene Gesundheitsakte findet eine deutliche relative Mehrheit der Ärzte nicht gut (38 Prozent vs. 21 Prozent, 41 Prozent neutral). Wenn es aber darum geht, Vorbefunde digital zur Verfügung gestellt zu bekommen, sehen mehr als 50 Prozent der Teilnehmer Vorteile wie eine erleichterte Anamnese oder eine höhere Qualität der Behandlung, nur 30 Prozent dagegen fürchten einen zusätzlichen Aufwand. Die automatische Prüfung der Medikation über die Gesundheitsakte finden 71 Prozent gut, nur neun Prozent nicht gut. Und, last, but not least, 62 Prozent finden einen KV-initiierten Videokontakt zur Steuerung der Patienten außerhalb der Sprechstunde gut, nur 15 Prozent finden ihn nicht gut. Dort, wo konkreter Nutzen spürbar wird, dreht sich das Bild, die Zustimmung zu den Anwendungen wächst sofort.

2.2 Gezielte Förderung – die Selbstverwaltung tut sich schwer

Telemedizin in der Regelversorgung Vertragsärzte und Krankenkassen haben sich in den vergangenen Jahren äußerst schwer damit getan, digitale Anwendungen in die Regelversorgung zu übernehmen. Selbst Initiativen des Gesetzgebers, die Selbstverwaltung zu nötigen, telemedizinische Leistungen in die Regelversorgung zu übernehmen, waren nicht von nachhaltigem Erfolg gekrönt. Das hat erst im Spätherbst der zweite Bericht des Bewertungsausschusses zu den Abrechnungszahlen telemedizinischer Leistungen gezeigt.

Das beste Beispiel ist die Videosprechstunde, die im April 2017 eingeführt wurde. Im 4. Quartal 2017 wurde die Leistung (EBM-Nr. 01439) lediglich 68-mal abgerechnet. Die Bedingungen für Ärzte, diese Leistung anzubieten, wurden im EBM so gestaltet, dass sie quasi zum Scheitern verdammt war.

Einen neuen Anlauf hat jetzt Bundesgesundheitsminister Jens Spahn über das Pflegepersonalstärkungsgesetz genommen, mit dem der Selbstverwaltung ins Stammbuch geschrieben worden ist, Videosprechstunden nicht auf bestimmte Indikationen zu beschränken, sondern vielmehr „eine Regelung im EBM zu treffen, nach der Videosprechstunden in einem weiten Umfang ermöglicht werden".

Abzuwarten bleibt, wie die Aufforderung des Gesetzgebers im Bewertungsausschuss aufgefasst und umgesetzt wird. Bis jetzt sind derartige Initiativen immer am Erfindungsreichtum der Selbstverwaltung gescheitert, technische Vorgaben so zu setzen, dass sie kaum erfüllt werden können, oder die Honorierung in einer Höhe festzusetzen, dass die Investitionskosten für die Leistung kaum eingespielt werden können. Auch das teleradiologische Konsil (u. a. EBM-Nr. 34810), das ebenfalls im Frühjahr 2017 eingeführt wurde, hat für die Versorgung praktisch keine Relevanz gewonnen. Die telemedizinische Kontrolle von ICD- und CRT-Geräten wird von Kardiologen ebenfalls verhältnismäßig selten genutzt, wie der Bericht des Bewertungsausschusses weiter zeigt. Die Nutzung desselben technischen Weges für ein Telemonitoring der Vitalfunktionen der Patienten, die möglich und für viele Patienten auch nachgewiesenermaßen medizinisch sinnvoll wäre, ist bis heute aus der Regelversorgung ausgeklammert.

Vergütung E-Arztbrief Fast prototypisch lief auch die Einführung des elektronischen Arztbriefes als Regelleistung ab. Zum einen bringt der Versand eines Arztbriefes per Fax nach wie vor 55 Cent – der Versand über Datenleitungen dagegen nur 28 Cent. Zum anderen wurde zur Umsetzung der Leistung im EBM auf einen von der KBV-Tochter KV-Telematik aufgesetzten systemübergreifend funktionierenden E-Arztbrief-Standard für die Regelversorgung nochmals eine zusätzliche Zertifizierungshürde für die Praxissysteme eingezogen, die 2017 die Nutzungszahlen des E-Arztbriefs wieder deutlich zurückgehen ließ.

Nach wie vor ist das Fax in der innerärztlichen Kommunikation ein weithin genutztes Medium. Im britischen NHS dagegen dürfen Ärzte seit Ende vergangenen Jahres kein Faxgerät mehr für ihre Praxis kaufen. Als Fazit lässt sich ziehen, dass die bisher von der Selbstverwaltung gesetzten Anreize noch nicht zielgerichtet gesetzt worden sind, um die Digitalisierung zu fördern. Die Anreize haben sich vielmehr eher bremsend ausgewirkt.

2.3   Was bringt Ärzte dazu, Abläufe zu ändern?

Der Blick zurück auf die Einführung der Gesundheitskarte vor gut 25 Jahren und die Beispiele der bisher weitestgehend gescheiterten Versuche, telemedizinische Leistungen in die Regelversorgung zu übernehmen, zeigen vor allem eines: Ärzte sind in ihrer Mehrheit keine Technik-Verweigerer, aber viele brauchen einen Anstoß, um sich auf eine neue Technik einzulassen und dann auch ihre Vorteile für sich zu nutzen.

Ärzte sind keine Technikverweigerer

Die Chancen, solche Anstöße zu geben, sind leider, wie oben beschrieben, von der Selbstverwaltung nicht konsequent genutzt worden. Eine Anwendung wie der E-Arztbrief, schnell aus der Praxis-EDV heraus erstellt, signiert und sicher verschickt – bis hin zur direkten Übernahme in die Praxis-EDV des Empfängers, hätte durchaus die Funktion einer sogenannten „Killer-Applikation" für digitale Anwendungen haben können.

Die Bundesregierung, besonders der Gesundheitsminister, versucht aktuell auf vielen Ebenen, Anstöße aktiv zu setzen. Sei es, wie oben beschrieben, über das Pflegepersonal-Stärkungsgesetz zur Förderung der Videosprechstunde, sei es mit der Initiative für die Einführung eines E-Rezepts, die 2020 greifen soll, sei es aber auch jetzt mit einem Änderungsantrag im Terminservice- und Versorgungsgesetz (TSVG), der es Krankenkassen erlauben würde, Gesundheits-Apps zur Erhebung von Vitaldaten durch Patienten in DMP zu nutzen – und dann an Ärzte weiterzuleiten.

Eine Massenanwendung wie das E-Rezept hätte durchaus das Potenzial, der Schlüssel für einen stärkeren Einsatz digitaler Anwendungen zu werden – falls die Umsetzung die Bedürfnisse der Ärzte in den Praxen berücksichtigt. Wenn für jedes Rezept zuerst ein Signaturmodul in der Software aufgerufen werden muss, gefolgt von der PIN-Eingabe, könnte eine solche Anwendung eher gegenteilige Wirkungen haben.

Die Akteure der Selbstverwaltung müssen sich bewusst sein, dass für die Digitalisierung zuerst ein wenig Energie – gegebenenfalls in Form von finanzieller Förderung – aufgewendet werden muss, um Verkehr auf die Datenautobahn zu bringen. Bei einer exothermen Reaktion muss auch zunächst Energie zugeführt werden, aber dann trägt sich der Prozess von selbst.

Stellen die Ärzte erst fest, dass

- digitale Anwendungen den Praxisalltag erleichtern,

- Prozesse durch den Versand und Empfang elektronischer Arztbriefe beschleunigt werden können,

- das E-Rezept nicht nur für Patienten, sondern auch für Praxen Vorteile in der Organisation bringen könnte,

- auch in der Diagnostik und Therapie durch Digitalisierung ein höheres Qualitätsniveau erreicht werden kann,

- unerwünschte Arzneimittelwirkungen tatsächlich durch den E-Medikationsplan verhindert werden können etc.,

dann werden sie auch weitere Anwendungen eher annehmen und im Praxisalltag umsetzen. Darauf deuten auch die Antworten der Teilnehmer am Digitalisierungsreport. Es liegt an der Selbstverwaltung, die Impulse der Politik aufzunehmen, nutzerfreundliche und effizienzsteigernde Anwendungen zu definieren und dann umzusetzen, zu Beginn mit der nötigen Förderung, um den Prozess zu beschleunigen. Dann könnte noch in dieser Legislaturperiode ein großer Schritt in Richtung eines digitalisierten Gesundheitswesens geschafft werden.

3. Digitale Ökosysteme im Gesundheitswesen

Franz-Helmut Gerhards

3.1 Bedarf der Patienten an digitalen Lösungen ist umfassend

Die Digitalisierung im Gesundheitswesen geht unter anderem mit einem Wandel des Kundenverhaltens einher. Dies basiert auf Erwartungen an die Kommunikation und Interaktion mit Krankenversicherungen und Leistungserbringern, die sich grundlegend geändert haben. Geprägt werden sie außerhalb des Gesundheitswesens: Zahlreiche innovative Unternehmen mit digitalen Geschäftsmodellen haben mit konsequenter Serviceorientierung und enger Kundeninteraktion neue Maßstäbe geschaffen. Das setzt Unternehmen aller Branchen unter Zugzwang – auch die gesetzliche Krankenversicherung.

Kunden erwarten heute eine starke Serviceorientierung, transparente sowie nachvollziehbare Interaktionen und flexible Reaktionen auf individuelle Wünsche. Und sie möchten alles jederzeit und von jedem Ort aus durchführen können.

Krankenversicherungen müssen diesen Kundenerwartungen gerecht werden, um sich im Wettbewerb um die Versicherten zu behaupten.

Die Treiber der Digitalisierung sind ebenfalls branchenübergreifend und führen zum digitalen sowie kulturellen Wandel der Gesellschaft. Neben Basistechnologien wie das Internet und mobilen Endgeräten sind dies Social Media, Cloud-Technologien, Big Data, künstliche Intelligenz und Spracherkennung. Die Kombination dieser Technologien führt zunehmend zu disruptiven Geschäftsmodellen, die starke Auswirkungen auf Kundenverhalten und in Folge dessen auf etablierte Marktteilnehmer haben können – auch in hochregulierten Märkten wie dem der gesetzlichen Krankenversicherung.

Gleiches gilt dem Wesen nach für die Kommunikation zwischen Leistungserbringern und Patienten: Der Austausch von medizinischen Dokumenten erfolgt in der Regel immer noch physisch auf Papier. Der Patient hat oft keinen Überblick über seine medizinischen Daten und Befunde – auch kann er nicht allein über seine Daten bestimmen. Patientenzentrierte elektronische Gesundheitsakten sind deshalb ein wichtiges Instrument für Patienten, die informiert und selbstbestimmt sein wollen.

Darüber hinaus sehen Patienten sich mit zahlreichen administrativen Prozessen im Gesundheitswesen konfrontiert, die Zeit kosten und nicht ihren Erwartungen entsprechen: Sie müssen Arzttermine per Telefon vereinbaren und in der Warteschleife warten. Rezepte müssen sie persönlich abholen und einlösen. Diese administrativen Prozesse in der Patient-Leistungserbringer-Interaktion stellen speziell für Erwerbstätige und Angehörige von Patienten oder Pflegebedürftigen, die diese nicht mehr selbst erledigen können, eine Belastung dar. Angesichts der Digitalisierung in anderen Bereichen wird dies zunehmend als unzeitgemäß wahrgenommen und trifft auf immer weniger Verständnis.

Evident wird diese Diskrepanz schon heute im ländlichen Raum: Es ist leicht möglich, online und mobil jegliche Konsumgüter zu bestellen, die umgehend geliefert werden. Es ist aber meist nicht möglich, eine Verordnung elektronisch einzureichen und das Arznei- oder Hilfsmittel geliefert zu bekommen. Stattdessen muss man lange Wege und restriktive Öffnungszeiten in Kauf nehmen.

Hinzu kommt der schon heute akute Mangel an medizinischem und pflegerischem Personal, der zu Engpässen in der Versorgung führt: lange Wartezeiten in der Psychotherapie, Unterversorgung im ländlichen Raum oder lange Wege zu medizinischen Schwerpunktzentren.

Digital Health Lösungen im Bereich der Diagnostik, der Therapie und der Stärkung der Patienten-Adhärenz werden zunehmend verfügbar und treffen auf hohes Interesse bei Versicherten und Patienten. Unklar ist weiterhin, wie digitale medizinische Innovationen den Weg in die Regelversorgung in strukturierter, evidenz-basierter und zeitnaher Weise finden sollen.

Im Ergebnis sollte der Patient eine umfassende Digitalisierung des Gesundheitswesens erwarten dürfen, die weit über die aktuellen Planungen des Gesetzgebers hinausgeht.

3.2   Digitale Ökosysteme schaffen Nutzen im Gesundheitswesen

Digitale Angebote der gesetzlichen Krankenversicherungen für ihre Versicherten sind ein wichtiges Element, um die veränderten Kundenerwartungen zu erfüllen und die Digitalisierung im Gesundheitswesen voranzutreiben und zu beschleunigen. Digitale Produkte und Services entfalten ihren wahren Mehrwert jedoch erst im Rahmen eines digitalen Ökosystems, das einen höheren Nutzen für Kunden hat als die einzelnen Angebote, aus denen es besteht.

Digitale Ökosysteme brauchen hohe Sicherheit, Schnelligkeit und Agilität

Die Anforderungen an ein solches digitales Ökosystem sind neben den hohen Sicherheitserfordernissen stark von Agilität und Geschwindigkeit sowie von offenen und standardisierten Schnittstellen geprägt – Anforderungen, die die Kernsysteme eines Unternehmens zur Abbildung des operativen Geschäfts in der Regel nicht erfüllen. Die DAK-Gesundheit setzt auf ein digitales Ökosystem mit einer modernen Multi-Cloud-Plattform, die die notwendige Flexibilität und Offenheit ermöglicht, gepaart mit niedrigen Grenzkosten in der Einführung und Bereitstellung neuer digitaler Produkte und Services (s. Abb. 36).

Abbildung 36: Digitales Ökosystem der DAK-Gesundheit

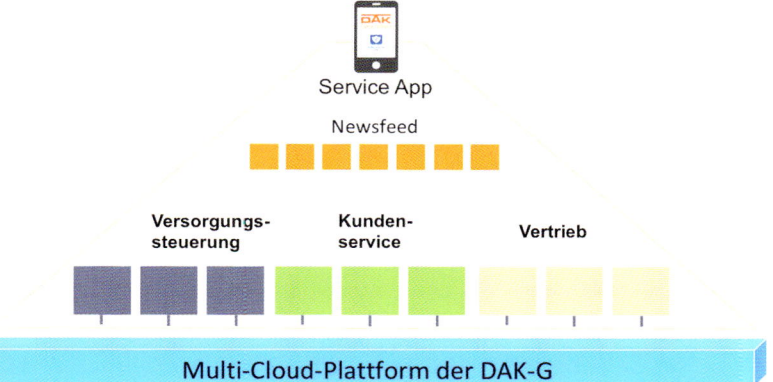

Ziel ist es, den Kunden der DAK-Gesundheit Angebote und Produkte für alle Lebensphasen und -bereiche anzubieten, die sich aus Nutzersicht gegenseitig in ihrem persönlichen Mehrwert ergänzen. Zudem erlaubt die Multi-Cloud-Plattform der DAK-Gesundheit eine agile und schnelle Bereitstellung von neuen Services und Produkten (s. Abb. 37). Dies ist entscheidend, um Wettbewerbsvorteile zu realisieren.

Abbildung 37: Integration von digitalen Produkten und Lösungen

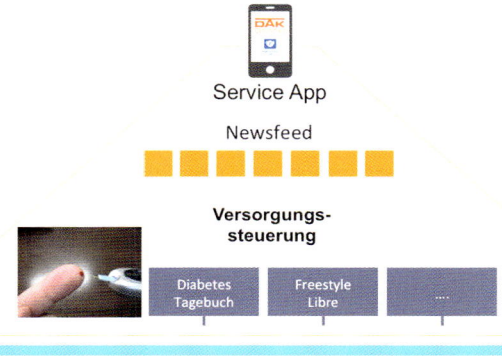

Ein weiteres, wesentliches Element des Ökosystems der DAK-Gesundheit ist die elektronische Gesundheitsakte Vivy. Die elektronische Gesundheitsakte ist für den Versicherten und die Ärzteschaft ein digitales Ökosystem mit hohem Mehrwert.

Der Patient hat stets einen Überblick über eigene Befunde und wichtige medizinische Dokumente wie Röntgenbilder, er hat seine Unterlagen für den nächsten Arztbesuch immer dabei, wird an Arzttermine, Impfzeiten und Medikamenteneinnahme erinnert. Zudem gibt

Vivy ihm Hinweise auf individuelle Angebote der DAK-Gesundheit wie Online-Coaches und gibt Ernährungs- und Bewegungstipps, die auf dem individuellen Gesundheits- und Fitnesszustand basieren. Unterstützt wird dies durch die Möglichkeit des Einlesens persönlicher Fitnessdaten von verschiedenen Wearables in Vivy – und dies herstellerunabhängig. Der Patient hat alle seine Gesundheitsdaten an einem Ort und kann diese selbstbestimmt Ärzten zur Verfügung stellen (s. Abb. 38).

Abbildung 38:   Vivy – Mehrwert für Patienten

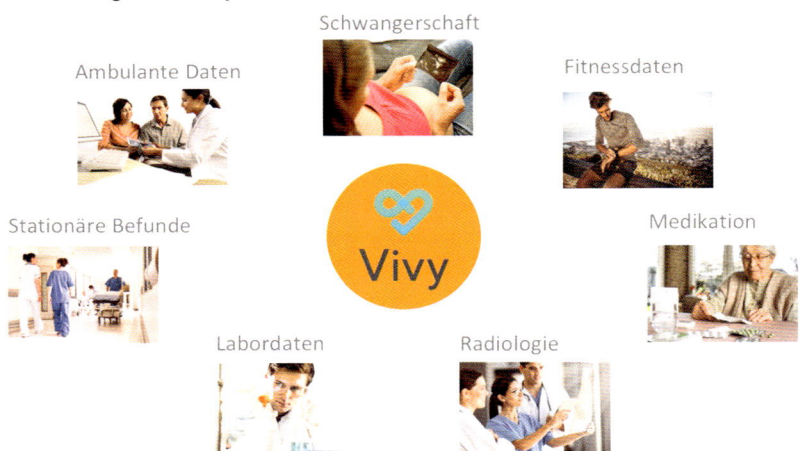

Neben dem Mehrwert für den Patienten steht der Nutzen für Ärzte und sonstige Leistungserbringer im Vordergrund: leichter Zugriff auf Befunde mitbehandelnder Ärzte und leichte Weitergabe von Unterlagen an Kollegen, zielgerichtete Patientengespräche durch gemeinsame Datensicht, Zugriff auf zusätzliche Daten zur Diagnostik und Behandlung (inkl. Fitnessdaten), leichte Nutzung telemedizinischer Daten wie Langzeit-EKG sowie bessere Patientenbegleitung, beispielsweise über Schmerztagebücher.

Aus Sicht der DAK-Gesundheit bietet Vivy im Zusammenspiel mit der DAK Service App die Möglichkeit, dem Versicherten Versorgungsprogramme besser bekannt zu machen und diesen mit Zusatzinformationen zu unterstützen.

Digitale Ökosysteme erlauben es, den Kunden Innovationen schnell zur Verfügung zu stellen. Neben zahlreichen administrativen Innovationen können über digitale Plattformen Digital Health Lösungen mit einheitlichen Authentifizierungs- und Autorisierungsmechanismen wirtschaftlich bereitgestellt werden. Auf diese Weise können Versicherte und Patienten unterschiedliche Digital Health Lösungen aus dem Bereich der Diagnostik oder Therapie einfach nutzen – ein zentraler Faktor für ein einheitliches digitales Kundenerlebnis.

3.3 Digitalisierung braucht Freiraum, um kundenzentrierten Mehrwert zu schaffen

Digitale Ökosysteme sind die Basis für eine rasche und mehrwert-stiftende Digitalisierung im Gesundheitswesen – entstehen jedoch im Kontext der Gesetzmäßigkeiten der allgemeinen Digitalisierung, die sich durch die technologische Entwicklung ergeben.

Von den drei zentralen Treibern der technologischen Entwicklung mit grundlegender Bedeutung[28] – dem exponentiellen Wachstum, der Economics of Digitalization und der Kompatibilität – ist die Kompatibilität von besonderer Bedeutung für die digitale Ökosysteme im Gesundheitswesen: Viele Basistechnologien sind kompatibel und unterstützen sich gegenseitig, sodass digitale Produkte und Dienstleistungen, die diese nutzen, hohen Mehrwert für Kunden erzeugen. Smartphones inklusive eingebauter Sensorik, die die Basis für völlig unterschiedliche Geschäftsmodelle bilden können, sind ein Beispiel dafür.

Mit Kompatibilität ist hier das Zusammenspiel der Basistechnologien gemeint. Interoperabilität hingegen beschreibt das Zusammenspiel der digitalen Anwendungen an sich. Diese wird häufig im Gesundheitswesen gefordert, zum Beispiel zwischen den einzelnen elektronischen Gesundheitsakten der Krankenversicherungen. Ziel ist, dass Versicherte bei einem Kassenwechsel ihre Daten problemlos in die Akte der neuen Versicherung überführen können.

Kompatibilität kann als die weitaus wichtigere Eigenschaft der Digitalisierung angesehen werden – sie ist wesentlich, um zusammen mit dem exponentiellen Wachstum und der Economics of Digitalization kundenzentrierte digitale Angebote und Lösungen im Gesundheitswesen zu schaffen. Grundlage der Kompatibilität sind internationale Standards zum Austausch von Daten zwischen unterschiedlichsten Applikationen, Devices und Sensoren. Im Gesundheitswesen existieren ebenfalls internationale Standards, um medizinische Daten zwischen verschiedenen Geräten, Sensoren und Anwendungen auszutauschen. Diese internationalen eHealth-Standards stellen bei richtiger Verwendung die Kompatibilität her und sind die Voraussetzung eines hohen Mehrwerts für Ärzte und Patienten sowie einer schnellen Digitalisierung des Gesundheitswesens.

Interoperabilität: Einhaltung internationaler Standards erforderlich

Auch eHealth-Standards stellen sicher, dass Versicherte bei einem Wechsel ihrer Krankenkasse ihre Daten von der alten in die neue Gesundheitsakte überführen können. Aus Sicht der Digitalisierung und ihrer Gesetzmäßigkeiten ist die Forderung nach Interoperabilität keine zulässige Forderung, da diese implizit erfüllt wird, wenn zur Erfüllung der Kompatibilität konsequent internationale eHealth-Standards verwendet werden.

---

28 E. Brynjolfsson, A. McAfee: The Second Machine Age: An Industrial Revolution Powered by Digital Technologies. In: Digital Transformation Review. 2014. Nr. 5, S. 12–17.

Vor dem Hintergrund, dass Digitalisierung unter den genannten drei technologischen Entwicklungen ihren Mehrwert entfaltet, wird deutlich, dass Digitalisierung im Gesundheitswesen Freiraum benötigt: Kompatibilität wird durch die Verwendung internationaler eHealth-Standards ermöglicht, deren prinzipielle Verwendung der Gesetzgeber vorschreiben sollte – ohne die Standards im Detail festzulegen. Die genaue Festlegung der Standards, inkl. deren Detailausprägung, sollte im Rahmen eines europäischen Harmonisierungsprozesses erfolgen, um als Nebenprodukt der Kompatibilität die europaweite Interoperabilität sicherzustellen. Des Weiteren sind die Anforderungen des Datenschutzes und der Datensicherheit umzusetzen, mit der Besonderheit, dass Gesundheitsdaten der höchsten Schutzklasse unterliegen.

Darüber hinaus sollte der Gesetzgeber lediglich die inhaltlichen Ziele sowie deren Zeithorizonte und somit den Handlungsrahmen vorgeben. Innerhalb dieses Handlungsrahmens, der konkret aber inhaltlich gestaltbar sein muss, ist Freiraum der wesentliche Aspekt, um digitale Ökosysteme und die damit verbundene schnelle kundenzentrierte Digitalisierung im deutschen Gesundheitswesen zu ermöglichen.

Dieser Freiraum ist von den umsetzenden Akteuren so zu gestalten, dass aus ärztlicher Sicht digitale Anwendungen, wie z. B. der Austausch medizinischer Patientendaten, über alle Anbieter dieser Anwendungen hinweg gleich in der Bedienung und Struktur sind. Dies sollte eine der wesentlichen Aufgaben der gematik sein: Spezifikationen für den sicheren Datenaustausch zwischen Leistungserbringern. Hierbei steht der Leistungserbringer mit seinen Arbeitsabläufen im Vordergrund.

Als notwendige Ergänzung zur Arztzentrierung ist die Patientenzentrierung zu sehen: Digitale Ökosysteme, die den Versicherten und Patienten echte Mehrwerte zur Stärkung ihrer Patientenautonomie zur Verfügung stellen. Zur Schaffung dieser Mehrwerte darf der Ordnungs- und Spezifikationsrahmen der gematik nicht auf die digitalen Ökosysteme im Gesundheitswesen ausgedehnt werden. Der notwendige Freiraum sollte nur durch den vorgegebenen Handlungsrahmen des Gesetzgebers und die Verwendung internationaler eHealth-Standards tangiert werden.

Mit diesem Freiraum für digitale Ökosysteme – außerhalb der Spezifikations- und Zulassungshoheit der gematik, eingebettet in einen vorgegebenen Handlungsrahmens seitens des Gesetzgebers und verbunden mit der konsequenten Verwendung internationaler Standards – kann die Digitalisierung im deutschen Gesundheitswesen schnell an Fahrt gewinnen und echte Mehrwerte für Versicherte und Patienten schaffen, die mit hoher Akzeptanz belohnt werden.

4. Was braucht es, damit Ärzte die Digitalisierung zu ihrem Thema machen?

Dr. Thomas Kriedel

4.1 Grundsätzliches zu Algorithmen, Apps und Künstlicher Intelligenz

Die Digitalisierung des Gesundheitswesens gibt es längst und sie ist auch nicht aufzuhalten. Diese Aussage ist ein Gemeinplatz, ohne Frage. Aussagekräftiger wird sie, wenn man sie mit dem Berufsstand der niedergelassenen Ärzte verknüpft: Die Digitalisierung *des vertragsärztlichen Bereiches* gibt es längst und sie ist in den Praxen auch nicht aufzuhalten. Zwar wird manchmal der Eindruck erweckt, dass das Gegenteil der Fall sei, aber das ist entweder ein Irrtum oder ein veraltetes Vorurteil. Klar ist aber auch, dass es hier schneller gehen könnte.

Die Vertragsärzte und Psychotherapeuten haben die Digitalisierung längst zu ihrem Thema gemacht. Mehr noch, sie waren Vorreiter in diesem Bereich – und zwar nicht erst mit dem Einzug der digitalen Praxisverwaltungssysteme in den 1980er-Jahren. Technische Innovationen begleiten die Medizin von Anfang an. Treiber dieser Entwicklung waren und sind nicht zuletzt und in erheblichem Maße Ärzte. Die Adaption neuer Technologien für Diagnostik und Therapie gehört zum Wesenskern des Berufes Arzt. Insofern schauen sie mit Interesse auf die Möglichkeiten, die Hochleistungsrechner und Algorithmen heutzutage bieten.

Wenn man dem ambulanten Bereich nachsagt, er würde sich den technischen Neuerungen verweigern, ist das also falsch. Im Gegenteil – die Ärzte sehen und schätzen das Potential, das in den neuen Medien und Techniken steckt. Allerdings sind Ärzte auch Realisten, und deshalb prüfen sie sehr genau, was die Vor- und Nachteile neuer Technologien sind. Nur weil etwas technisch möglich ist oder weil es verfügbar ist, ist es noch lange nicht gut oder sinnvoll. Eine sorgfältige ethische und moralische, aber auch medizinische Abwägung ist Grundvoraussetzung für eine solche Bewertung, und sie gehört zu den Pflichten der Vertragsärzte und Vertragspsychotherapeuten. Schließlich agieren sie im Rahmen des SGB V und ihre Leistungen müssen dem Maßstab genügen, wirtschaftlich, ausreichend, notwendig und zweckmäßig zu sein.

Aber nicht nur deshalb sollte man sich vor bloßer Technikzentrierung hüten. Das anamnestische Gespräch, die Diagnostik, die Therapie und die Begleitung eines Patienten sind ein hochkomplexes Geschehen, in dem jeder Arzt anders handelt und jeder Patient anders reagiert. Medizin ist eben nicht berechenbar und nicht standardisier-

Medizin braucht Menschen

bar. Medizin braucht immer noch den Menschen – als Patient sowie als Arzt oder Therapeut.

Deswegen dürfen wir uns um eine ehrliche Diskussion nicht drücken: Wo ist der Einsatz von Diagnoserobotern sinnvoll? Welche maschinengewonnenen Erkenntnisse lassen sich für Diagnostik und Therapie verwenden? Wo erzeugen Algorithmen neue Aufwände und neue Kosten?

Auch sollte man die Wirkung von Diagnose-Apps nicht überschätzen. Sie zeigen erst einmal nur eine Wahrscheinlichkeit an. Der Arzt muss trotzdem eine Diagnostik starten und ist dazu aus Haftungsgründen auch verpflichtet. Deswegen muss die Herleitung der Maschinenergebnisse für den Arzt möglich sein, denn er ist es, der die Verantwortung trägt – und nicht der App-Anbieter.

Digitalisierung, Algorithmen und Künstliche Intelligenz können ein Assistenz- und Unterstützungssystem für Arzt und Patient sein, aber eben auch nicht mehr. Ein solches System verlangt beiden Seiten die Kompetenz ab, mit maschinengenerierten Informationen umzugehen und sie einordnen zu können. Man nennt das *digital literacy*.

Dazu treten weiterführende Fragen von nicht unerheblicher Bedeutung: Wie weit wollen wir in der Anwendung von Diagnoseunterstützung per Künstlicher Intelligenz gehen? Ist eine Genom-Analyse mittels Big Data und KI geeignet, Krebsvorsorge zu betreiben? Wie stehen wir zur Idee, anhand von Wahrscheinlichkeiten Interventionen zu ergreifen, bevor eine Krankheit auftritt? Wie aussagefähig sind statistische Wahrscheinlichkeiten – ab wann helfen, ab wann schaden sie? Wie weit treibt man ein Diagnoseverfahren – und wollen wir wirklich alles wissen? Diese Fragen berühren ethische und philosophische Grundwerte, die nicht nur die Ärzte und Psychotherapeuten im Blick haben müssen, sondern die gesamte Gesellschaft.

4.2   Elektronische Patientenakte

Ein wesentliches Element in der Digitalisierung des Gesundheitswesens ist die elektronische Patientenakte (ePA). Die Industrie bzw. die Krankenkassen sind nun dabei, ihre digitalen Produkte in diesem Feld zu gestalten – es entsteht ein Markt mit Wettbewerbs- und Innovationskraft. Die KBV hat genau das immer gefordert: Diese patientenzentrierten Akten müssen die Anbieter entwickeln und betreiben. Das bedeutet aber eben auch, dass die Ärzte und die Kassenärztlichen Vereinigungen für eine Patientenakte nicht primärer Ansprechpartner sind.

Informationelle Selbstbestimmung sichern Die ePA ist dafür da, die informationelle Selbstbestimmung der Versicherten im Zeitalter der Digitalisierung zu gewährleisten. Hier ändert sich eigentlich nur die Art der Verfügbarkeit und bestenfalls der sicheren, schnellen und unbürokratischen Übertragbarkeit der Daten. Das Recht auf seine Befunde hat der Patient auch heute

schon ganz umfassend. Die Vertragsärzte befürworten es ausdrück-
lich, wenn Patienten aufgeklärt und mit ihren Befunden vertraut sind.
Allerdings darf man auch nicht übersehen, dass es noch lange nicht
die Versorgung verbessert, wenn Patienten einfach nur mehr Befunde zur Verfügung haben.

Die Versorgung kann aber tatsächlich verbessert werden, wenn eine Datenübertragung auf digitalem Weg ermöglicht wird. Hierdurch
können technische wie menschliche Ressourcen gebündelt und Po-
tenziale einer differenzierten Diagnostik gehoben werden. Genau
hiermit sind allerdings auch erhebliche Risiken verbunden, da keine
digital gesammelten Daten jemals wirklich sicher sind.

Es muss mit solchen Datenaggregationen deshalb äußerst umsich-
tig umgegangen werden. Es ist notwendig, dass die Daten, die in
Patientenakten gespeichert werden, immer unmanipuliert, klar zu-
ordenbar und vollständig transportiert werden. Alle Konzepte von
Patientenakten müssen die Gewähr bieten, dass auf digitalem Wege ein unkompromittierbarer Datenaustausch zwischen Patient und
Arzt abläuft. Außerdem müssen alle Akten diskriminationsfrei von
allen Praxisverwaltungssystemen in gleicher Weise in beide Rich-
tungen bedient werden können. Nur so lässt sich ein bürokratischer
Overkill vermeiden.

Die „Semantik" der medizinischen Daten muss hierzu interoperabel **Interoperabilität**
sein, was noch längst nicht realisiert ist. Die KBV fordert deshalb **notwendig**
die verbindliche Standardisierungskompetenz für die medizinischen
Informationsobjekte (also die Befunde), sodass die für die Ärzte
relevanten Daten in jedem Praxisverwaltungssystem (egal ob das
PVS in einer Praxis oder das KIS in einem Krankenhaus) einheitlich
genutzt werden können. Das wäre dann der eigentliche Kern der
datentechnischen Beziehung von Arzt zu Arzt und ein tatsächlicher
Quantensprung in der Versorgung.

Was der Patient wiederum mit diesen und allen anderen ggf. gespei-
cherten Daten in seiner Akte macht bzw. wem er sie zur Verfügung
stellt, ist seine Sache und unterliegt einzig und allein seiner Hoheit.
Dass Daten auch per mobilem Zugang abgerufen und verwaltet werden können, ist nicht nur allgemeiner Zeitgeist, sondern auch erklär-
ter Wunsch der Politik. Das KV-System hat für solche Anwendungen
mit *KV-Connect Mobile* längst eine Open-Source-Schnittstelle zur
Verfügung gestellt.

Der bestechende Vorteil des genannten Konzeptes sind die Eindeu-
tigkeit und die Transparenz. Es gibt zwei Datenkreise: Einerseits die
Dokumentation der Ärzte und Psychotherapeuten in ihren Praxisverwaltungssystemen, auf die kein Dritter zugreifen kann. Andererseits gibt es die Patientenakte, über deren Ausstattung und Nutzung
der Patient jederzeit vollständig selbst entscheidet. Die Provider
stellen lediglich die technische Plattform für die Patientenakte ohne
irgendwelche Zugriffsrechte auf die Daten. Aus der Dokumentation

der Ärzte gelangen Befunde auf Wunsch des Patienten ausschließlich im Pushverfahren dort hin.

Das Fazit lautet also: Die KBV begrüßt es, dass elektronische Patientenakten mit den oben beschriebenen transparenten und eindeutigen Merkmalen in die Versorgung kommen. Einen direkten Zugriff auf die Behandlungsdaten beim Arzt oder Psychotherapeuten durch Dritte lehnen die Vertragsärzte und Vertragspsychotherapeuten kategorisch ab.

4.3   Gematik und Anwendungen in der TI

Die Gematik hat in den vergangenen 15 Jahren die viel gescholtene TI aus der Taufe gehoben. Das ging nicht immer ohne Reibungsverluste, aber es war richtig, die Gematik über ihre Gesellschafter breit aufzustellen. Nur so konnte die Infrastruktur im komplexen Gefüge des deutschen Gesundheitssystems in Gang kommen. Nun aber sind die Datenautobahnen fast fertig, jetzt geht es um die konkreten Anwendungen, die auf ihnen fahren sollen. Dafür braucht es nicht mehr nur die Gematik als alleinigen Akteur. Die KBV ist der Ansicht, dass nur diejenigen Akteure, die von den Konsequenzen hauptsächlich betroffen sind, die Kriterien für die Anwendungen in ihrem Bereich festlegen sollten. Nur so kann eine schlanke Struktur etabliert werden, um die eHealth-Anwendungen in die Versorgung zu bekommen – und zwar ganz ohne Entscheidungsstau.

Konkret darstellen lässt sich das am Beispiel der elektronischen Patientenakte. Die KBV und die KZBV fordern hierbei – wie oben ausgeführt – die Kompetenz, medizinische Informationsobjekte zu standardisieren, damit sie von allen Praxisverwaltungssystemen verarbeitet werden können. Das gefällt nicht allen und ruft einige Kritik und auch Widerstand hervor.

Standardisierung und Zertifizierung Dem ist folgendes entgegenzusetzen: Wenn in Sachen Digitalisierung wirklich schnelle Entscheidungen gewollt sind, braucht es jemanden, der die Verantwortung übernimmt. Die Gremien der Gematik sind dafür schlichtweg zu langsam. Also sollten die KBV und die KZBV die Standardisierung übernehmen, denn schließlich finden in ihrem Bereich mehr als 1 Milliarde Arzt-Patienten-Kontakte pro Jahr statt und werden somit am meisten Behandlungsdaten erzeugt. Außerdem hat die KBV bereits Erfahrung in Standardisierung und Zertifizierung. Ein Beispiel dafür ist die Zertifizierung der offenen und standardisierten Wechselschnittstelle für Praxisverwaltungssysteme nach § 291d SGB V. Die hat die KBV geräuschlos und zügig umgesetzt.

Dass dabei internationale Standards berücksichtigt werden, ist eine Selbstverständlichkeit – ebenso, dass die KBV sich dafür mit anderen Akteuren ins Benehmen setzt. Und schließlich muss man konstatieren, dass es die IT-Industrie bisher versäumt hat, selbst für eine Standardisierung im genannten Sinne zu sorgen. Nicht unerheblich ist bei dieser Frage außerdem, dass die KBV und die KVen kein wirtschaftliches Interesse an dieser Standardisierung haben. Hier geht es ausschließlich um die Versorgung und um vernünftige Anwendungen für die Arzt-Arzt-Kommunikation, von der am Ende alle profitieren.

Eine weitere konkrete Anwendung innerhalb der TI wird das eRezept sein. Auch das sollten die Betroffenen selbst regeln: die Ärzte, die Apotheker, die Krankenkassen. So lässt sich das Verfahren schlank und schnell erarbeiten. Insofern ist es als positiv zu vermerken, dass das Bundesministerium für Gesundheit bei diesem Thema nicht die Gematik in der Verantwortung sieht.

4.4 Zusammenfassung

Zu einer guten Versorgung gehört eine sinnvolle Digitalisierung. Entscheidend ist dabei, dass Patienten möglichst schnell und komplikationslos mit ihren Ärzten und Psychotherapeuten in Kontakt treten können und eine Behandlung aus einem Guss erhalten. Dabei sollen Untersuchungsergebnisse aus allen Versorgungsbereichen mitgenutzt werden. Gleichzeitig müssen für alle Daten die höchste Vertraulichkeit und die höchsten Sicherheitsanforderungen gelten. Mobile Anwendungen sind unbedingt zu berücksichtigen.

Die Digitalisierung ist eine Chance, die die Vertragsärzte und Vertragspsychotherapeuten engagiert ergreifen. Dazu braucht es Standards bei der Übermittlung von medizinischen Informationsobjekten, um eine echte Interoperabilität zu ermöglichen. Hier sollte die KBV die Zertifizierungshoheit bekommen, um die Standardisierung schnell voranzubringen. Die Gremien der Gematik sollten für die Sicherheit und technische Standarisierung der Telematik-Infrastruktur zuständig sein.

5. Digitalisierung: Patientennutzen im Fokus

Andreas Storm

5.1 Patienten erwarten eine schnelle Digitalisierung im Gesundheitswesen

Die Digitalisierung gewinnt aktuell rasant an Fahrt: In nahezu allen Bereichen der Wirtschaft, der Freizeitgestaltung und des kulturellen Lebens können Kunden ihre Einkäufe und Buchungen unabhängig von Orten und Öffnungszeiten online und mobil erledigen. Diese Entwicklung ist verbunden mit einer Erwartungshaltung der Bürger und Kunden, die sich wandelt: Die von führenden Digitalunternehmen gelebte strikte Kunden- und Serviceorientierung, die hohe Transparenz der Prozesse sowie die hohe Flexibilität haben zu allgemeinen Ansprüchen geführt, die sich auch auf die Verwaltung und das Gesundheitssystem übertragen werden. In der Folge erwartet der Patient das Gleiche bei Interaktionen mit seiner Krankenversicherung und beim Kontakt mit Ärzten, was er im Kontakt mit Dienstleistern der Privatwirtschaft erlebt.

Innovationen gehen im Gesundheitswesen langsamer voran als in andere Bereichen. Da die Digitalisierung im Gesundheitswesen aber im Kontext der allgemeinen Digitalisierung steht, fällt es Kunden und Patienten zunehmend schwer, diese Langsamkeit zu akzeptieren. Der gefühlte Digitalisierungsrückstau wird immer größer – auch wenn immer mehr flächendeckende digitale Angebote im Gesundheitswesen zur Verfügung stehen und stehen werden.

Patienten können zu Recht eine schnelle Digitalisierung im Gesundheitswesen erwarten. Ihre Bedürfnisse gehen weit über die aktuell geplanten und in einigen Jahren zur Verfügung stehenden Fachdienste der Telematikinfrastruktur wie die elektronische Patientenakte nach § 291a SGB V hinaus: Patienten wollen Termine online vereinbaren, alle medizinischen Unterlagen selbst einsehen und verwalten, Rezepte online einlösen und Ärzte per Chat oder Videokonferenz konsultieren können.

Die gesetzlich vorgegebenen Inhalte digitaler Angebote, die vorgegebenen Zeiträume zur Realisierung dieser und die Umsetzungsgeschwindigkeit von gematik und Gemeinsamer Selbstverwaltung werden diesen Kundenansprüchen nicht gerecht.

5.2 Patientennutzen muss im Fokus stehen

Erfolgreiche Digitalunternehmen zeichnen sich dadurch aus, dass alle Prozesse und Angebote konsequent den Kundennutzen im Fokus haben. Neben dem Patientennutzen ist jedoch bei einer umfangreichen und weitgehenden Digitalisierung im Gesundheitswesen auch der erlebbare Nutzen für die Ärzteschaft für die Akzeptanz entscheidend. Sonst kann Digitalisierung nicht gelingen.

Aktuell stehen bei der Gesetzgebung die Rechte des Patienten an seinen Daten, der Datenschutz und die Interoperabilität aller digitalen Anwendungen im Vordergrund. Zudem wird der Forderung der Ärzteschaft, dass es im Praxisalltag nicht mehrere elektronische Gesundheitsakten geben dürfe, durch verpflichtende Vorgaben und umfangreiche Spezifikationen der gematik Rechnung getragen.

Starke Regulierung kostet Innovationskraft Im Ergebnis führt dies zu einer sehr starken Regulierung der Digitalisierung im Gesundheitswesen. Dies kostet Innovationskraft und ist mit langen Umsetzungszeiträumen verbunden. Was fehlt, ist der Fokus auf den Patientennutzen im Sinne erlebbarer Mehrwerte.

5.3 Digitalisierung aus Patientensicht denken

Der Fokus auf den Patientennutzen erfordert Digitalisierungsvorhaben, die vom Patienten her und unter Einbeziehung von Patienten gedacht sind.

So erhalten Elemente wie das Einspielen von Fitnesstracker-Daten in die eigene elektronische Gesundheitsakte eine andere Bedeutung: Gerade diese sind zur Erhaltung der Gesundheit wichtig und haben für die Versicherten einen hohen Mehrwert. Weitere Beispiele sind Ernährungs- und Kopfschmerztagebücher. Diese Elemente gehen oft verloren, wenn digitale Angebote rein arztzentriert geschaffen werden.

Die Digitalisierung des Gesundheitswesens aus Patientensicht eröffnet außerdem die Chance, den Patienten in den Versorgungsprozess aktiver einzubinden, um beispielsweise die Adhärenz zu erhöhen und Patienten nicht nur zum Objekt, sondern zu einem echten, selbstbestimmten Akteur im Versorgungsgeschehen zu machen. Dies setzt allerdings ein anderes Rollenverständnis aller Beteiligten voraus. Ein solcher Kulturwandel im Gesundheitswesen wird zwangsläufig mit der Digitalisierung einhergehen. Der Onlinehandel hat Erwartungen von Konsumenten an Unternehmen in Punkto Schnelligkeit, Serviceorientierung, Kulanz und Kommunikation grundlegend verändert. Warum sollte es einen solchen Paradigmenwechsel im Gesundheitswesen nicht geben? Es wird zunehmend deutlich, dass ohne den Patientenfokus keine echten Mehrwerte für Patienten entstehen können.

Digitalisierung hilft, sektorale Grenzen zu überwinden Richtig verstanden eröffnet erst die Digitalisierung des Gesundheitswesens Chancen, Patienten eine aktivere Rolle im Versorgungsprozess zu ermöglichen, weil sie sowohl den Health Professionals als auch Patienten neue und für den Nutzer einfache Instrumente an die Hand gibt. Das Ziel, Patienten in den Mittelpunkt zu stellen, wird leichter realisierbar und überwindet im besten Fall sektorale

Grenzen. Gesundheitsakten oder ein digitales Entlassmanagement seinen hier nur beispielhaft als innovative Lösungen genannt. Für die Qualität der Versorgung sind digital unterstützte und gemanagte Versorgungsprozesse ein Gewinn, da die Digitalisierung hilft, Versorgungsprozesse zielgenauer auszurichten und Patienten bei der Therapietreue unterstützen, hilft sie zudem, Versorgung wirtschaftlich zu organisieren.

5.4 Demographischer Wandel kann nur mit umfassender Digitalisierung bewältigt werden

Vor dem Hintergrund des demographischen Wandels hat die Digitalisierung im Gesundheitswesen eine gesamtgesellschaftliche Bedeutung: Schon heute gibt es einen signifikanten Fachkräftemangel in der medizinischen Versorgung und in der Altenpflege. Die Anzahl der Pflegebedürftigen wird sich bis 2030 um bis zu 30 Prozent auf circa 3,5 bis 4 Millionen erhöhen. Der Bedarf an zusätzlichen Pflegestellen beläuft sich auf mindestens 150.000, eher 200.000 Vollzeitstellen bis zum Jahr 2030. Gleichzeitig wird sich die Anzahl der Pflegekräfte trotz aller Anstrengungen nur schwerlich in gleichem Maße erhöhen lassen. Beim Bedarf an Ärzten zeichnet sich ein ähnliches Bild ab. Insbesondere im ländlichen Raum fehlt es zunehmend an jungen Ärzten, die Haus- und Facharztpraxen von älteren Kollegen, die in den Ruhestand gehen, übernehmen. Digitale Lösungen können den Arzt nicht ersetzen. Aber telemedizinsche Angebote können Ärzte und Patienten durch neue Formen von Konsultationen und Betreuung im Versorgungsprozess unterstützen, vorausgesetzt, dass überall in Deutschland schnelles Internet verfügbar ist.

Der demographische Wandel, der den dargestellten Herausforderungen verbunden ist, muss aktiv gestaltet werden. Digitalisierung spielt hierbei eine entscheidende Rolle denn sie leistet in folgenden drei Feldern wichtige Beiträge:

- Stärkung der Patientenautonomie

- Vereinfachung der administrativen Prozesse und Kommunikation zwischen Krankenversicherungen, Ärzten, Pflegediensten, Patienten und Angehörigen

- Schaffung gleichwertiger medizinischer Versorgung in allen Teilen Deutschlands auf hohem Niveau (Ballungsräume und ländlicher Raum) durch Einsatz von zum Bespiel Telemedizin, Videosprechstunde und Fernbehandlung

Elektronische Patienten- und Gesundheitsakten tragen zur Stärkung der Patientenautonomie bei, indem der Patient seine Gesundheit selbst managen kann. Er bekommt Einblick in all seine medizinischen Daten und Akten und kann als informierter Patient mit seinem Arzt kommunizieren.

Zahlreiche Elemente vereinfachen die administrativen Prozesse und Kommunikation zwischen Krankenkassen, Ärzten, Pflegediensten, Patienten und Angehörigen: von der eVerordnung im Heil- und Hilfsmittel-Bereich und dem eRezept für verschreibungspflichtige Arzneimittel über den ePatientenbrief und das Einstellen von medizinischen Daten in elektronische Patienten- und Gesundheitsakten bis hin zur elektronischen Kommunikation der Pflegedienste mit Krankenhäusern und niedergelassenen Ärzten.

Einem Aspekt sollte eine besondere Bedeutung zukommen: der Entlastung der Angehörigen von Patienten und Pflegebedürftigen, die die administrativen Prozesse im Gesundheitswesen nicht mehr selbst durchführen können. Angehörige besorgen Folgeverordnungen, machen Termine und vieles mehr. Digitalisierung stellt hier den Schlüssel zur Entlastung dar – dies ist bei einer Dreifachbelastung durch Beruf, Familie und Pflege besonders wichtig.

Digitalisierung unterstützt gleichwertige Versorgung
Gleichwertige medizinische Versorgung in allen Teilen Deutschlands auf hohem Niveau zu schaffen, ist aus gesundheitspolitischer Sicht eine besonders wichtige Aufgabe. Telemedizin, Videosprechstunde, telekonsiliarische Befundbeurteilung von Röntgenaufnahmen, eVerordnung oder eRezept stellen die wichtigen Technologien und Ansätze dar, um den schon existenten Mangel von (Fach-)Medizinern und medizinischen Einrichtungen im ländlichen Raum zu kompensieren.

Vor diesem Hintergrund wird deutlich, dass die rasche Digitalisierung im Gesundheitswesen eine dringliche gesellschaftspolitische Aufgabe ist, die weit über die oft diskutierten Einzelaspekte der Vernetzung im Gesundheitswesen hinausgeht.

5.5   DAK-Gesundheit nimmt ihre Verantwortung in der Digitalisierung wahr

DAK-Gesundheit bietet seit September 2018 all ihren Versicherten eine patientenzentrierte elektronische Gesundheitsakte an: Vivy.

Mit Vivy kommt die DAK-Gesundheit ihrer Verantwortung nach, die Patientenautonomie zu stärken und die Auswirkungen des demographischen Wandels zu minimieren. Konkret leistet Vivy in den drei genannten Bereichen der Digitalisierung folgenden aktuellen und perspektivischen Beitrag:

Der Zugriff auf die eigenen Medikationspläne, der Medikationswechselwirkungscheck, die Erinnerung an Medikamenteneinnahme, der elektronische Impfpass, der nicht mehr verloren geht, der Einblick in Arztbriefe, Röntgenbilder und Labordaten, der Zugriff auf die eigenen Fitnessdaten – Vivy hilft dabei, informiert mit Ärzten zu kommunizieren, die eigene Adhärenz zu erhöhen und aktiv die eigene Gesundheit zu erhalten.

Internationale Digitalunternehmen drängen mit eHealth- und Akten-
lösungen in den deutschen Markt, die sehr kundenfokussiert dem
Patienten helfen, ihre Gesundheit zu managen. Daher ist es entscheidend, dass elektronischen Patienten- und Gesundheitsakten
von Krankenversicherungen ebenfalls den Patienten in den Mittelpunkt stellen und eine entsprechend hohe Patientenorientierung
aufweisen. Nur mit gleichwertiger Kundenfokussierung kann Akzeptanz bei Patienten und Versicherten erreicht werden.

Zur Vereinfachung der administrativen Prozesse und Kommunikation zwischen Krankenkassen, Ärzten, Pflegediensten, Patienten und
Angehörigen trägt die Möglichkeit bei, medizinische Daten aus Vivy
heraus an den Arzt zu übermitteln. Auch der Arzt kann medizinische
Daten in Vivy einstellen. Perspektivisch kommt insbesondere die
elektronische Übermittlung von Heil- und Hilfsmittel-Verordnungen
und anderen Rezepten, leichte Terminvereinbarungen und die elektronische Kommunikation mit Pflegediensten hinzu.

Wenn in Zukunft Videosprechstunden, telemedizinische Anwendungen sowie eVerordnung und eRezept integriert werden können,
trägt die Patientenakte Vivy zur gleichwertigen medizinischen Versorgung in allen Teilen Deutschlands bei, indem sie der Unterversorgung im ländlichen Raum entgegenwirkt.

Vivy ist eine kundenzentrierte elektronische Gesundheitsakte, deren
Kosten gemäß § 68 SGB V von gesetzlichen Krankenversicherungen für deren Versicherten übernommen werden dürfen. Die DAK-
Gesundheit bietet Vivy ihren Versicherten zusammen mit vielen
weiteren gesetzlichen und privaten Krankenversicherungen an, die
zusammen circa 25 Millionen Menschen in Deutschland versichern.

5.6 Digitalisierung braucht Qualität

Die Digitalisierung des deutschen Gesundheitswesens braucht nicht
nur Freiräume für die Entwicklung neuer Lösungen, sondern auch
Qualitäts- und Zielorientierung. Sowohl Mediziner und Therapeuten
als auch Patienten brauchen eine verlässliche Orientierung, welche digitalen Produkte und Angebote unter Nutzenaspekten sinnvoll sind und welche nicht. Da die Entwicklungszyklen bei digitalen
Lösungen kürzer sind als bei klassischen Produkten, ist auch ein
schneller, kurzfristiger Nutzennachweis erforderlich. Dafür eignen
sich Verfahren, die analog zu agilen Arbeitsmethoden schneller als
klassische klinische Studien Ergebnisse produzieren und das digitale Produkt bereits in der laufenden Intervention auf ihre Wirkung
und Akzeptanz testen und kurzfristig anpassen. Bei diesen Verfahren werden die Interventionen in einzelne Teilstücke bzw. Module
zerlegt und einzeln evaluiert (z. B. Content, Reminder, Videos etc.).

**Schneller Nach-
weis von Nutzen**

So werden diese Teilstücke bereits in der laufenden Intervention auf ihre Wirkung und Akzeptanz hin getestet.[29]

Ähnlich wie bei Arzneimitteln müssen Mediziner sich verlässliche Informationen über Wirkung und Nutzen digitaler Versorgungslösungen und Therapien verlassen können. Auch dies ist nicht zuletzt im Sinne von Patienten, die von ihrer Ärztin oder ihrem Arzt qualitätsgesicherte Empfehlungen oder Therapieangebote erwarten. Eine nutzenbasierte Qualitätssicherung digitaler Angebote ist nicht zuletzt auch deshalb erforderlich, weil sie die Voraussetzung dafür sein muss, dass gesetzliche Krankenversicherungen die Kosten dafür übernehmen.

5.7   Deutschland benötigt ganzheitliche Digital Health Strategie

Deutschland benötigt eine ganzheitliche Digital Health Strategie, die den Gestaltungsrahmen, die Ziele sowie deren Zeithorizonte vorgibt. Das wird vor diesem Hintergrund deutlich.

Digitalisierung braucht Freiräume
Der Gestaltungsrahmen muss gleichzeitig konkret und flexibel sein, damit unter Sicherstellung des Datenschutzes und der Datensicherheit kundenzentrierte, digitale Angebote und Lösungen entstehen können, die einen sehr hohen Mehrwert für Ärzte, Versicherte, Patienten und deren Angehörige haben. Zudem muss der Gestaltungsrahmen sehr schnelle Fortschritte in der Digitalisierung im Gesundheitswesen erlauben. Beide Aspekte beinhalten, dass eine Überregulierung seitens des Gesetzgebers nicht eintreten darf: Kundenzentrierte, mehrwertstiftende Digitalisierung benötigt Freiraum.

Die Erarbeitung einer ganzheitlichen Digital Health Strategie für Deutschland sollte in enger Zusammenarbeit zwischen der Gemeinsamen Selbstverwaltung, den zuständigen Länderministerien für Gesundheit und dem Bundesgesundheitsministerium erfolgen. Die konkrete Ausgestaltung innerhalb des festgelegten Gestaltungsrahmens unterliegt gemäß der bewährten Organisationsform des deutschen Gesundheitswesens der Gemeinsamen Selbstverwaltung und deren Institutionen.

Diese ganzheitliche Digital Health Strategie muss die Ziele in einen umfassenden gesellschaftspolitischen Kontext stellen, um die Bedeutung der Digitalisierung im Gesundheitswesen und dessen Beitrag zur Bewältigung des demographischen Wandels für alle Akteure klar ersichtlich werden zu lassen.

---

29 Pham Q, Wiljer D, Cafazzo JA, Beyond the Randomized Controlled Trial: A Review of Alternatives in mHealth Clinical Trial Methods, JMIR Mhealth Uhealth 2016;4(3):e107

6. Was Patienten von Ärzten und anderen Leistungserbringern bei der Digitalisierung des Gesundheitswesens erwarten

Gerlinde Bendzuck

6.1 Mein – noch nicht – digitalisiertes Patientenleben

Der digitale Wandel wird in den nächsten Jahren auch unseren Patientenalltag maßgeblich verändern. Nie war die Chance größer, eine wirkliche Patientenorientierung zu realisieren, Innovation schnell – und gesichert – in einer individualisierten Qualität zu den Patienten zu bringen, verteilungsgerecht und zugänglich umzusetzen, die Beziehung und Kommunikation zwischen Patient und Ärzten wie weiteren Angehörigen der Gesundheitsberufe auf Augenhöhe zu führen und Patienten zu Gestaltern ihrer Gesundheit in einem umfassenden Sinn zu empowern. Patientinnen und Patienten könnten mit den Health Professionals gerade jetzt viel stärker gemeinsam daran mitwirken, die neuen digitalisierten Behandlungsoptionen mitzugestalten und Innovation (auch) patientenorientiert voran zu treiben.

Diese digitale Inklusion im Gesundheitswesen wird bereits von einem größeren Teil der Patienten und Health Professionals gewünscht und von noch zu wenigen Vertretern dieser Gruppen gefordert. Sie wäre ökonomisch nachhaltig und vor allem sozial angemessen in einem demokratisch organisierten und auf Solidarität ausgerichteten Gemeinwesen, das zu den reichsten Ländern der Welt zählt. Nur: diese digitalisierte Inklusion im Gesundheitswesen passiert nicht von selbst. Startbedingung ist ein Bewusstseinswandel bei allen Beteiligten und der strategische Wille einer konsequenten Umsetzung von Digital Health als gesamtgesellschaftlicher Aufgabe.

Mehr Patientenorientierung durch Digitalisierung

Die Steuerung der In-Markt-Bringung von digitalen Angeboten und Leistungen sollte anhand einer Qualitätsdebatte erfolgen, die sich am Patienten in einem 360 Grad-Winkel orientiert und konsentierte Routine-Aufgaben konsequent in das Digitale verlagert – damit am Ende wieder Zeit beim Patienten für die Betreuung von komplizierten Verläufen oder eine nachhaltige Diagnose, Einstellung und Nachjustierung von Therapien bei chronischen Krankheiten bleibt.

Um-Steuerung betrifft Dokumentation ebenso wie das Thema Patientensteuerung: Ein gut eingestellter Diabetiker oder Rheumatiker kann mit gesicherten Methoden des Telemonitorings und digitaler Therapieunterstützung zu einer wesentlich punktgenaueren und qualitativ besseren Behandlung seiner chronischen Erkrankung kommen und weniger belastend für ihn und das System nur bei nötigen Interventionen einbestellt werden. Dies ist durchaus im gemeinsamen Interesse von Health Professionals und Patienten sowie der Leistungsträger.

Vision für digitale Inklusion trifft Realität

Als Rheuma-Betroffene möchte ich schon heute haben: digital unterstützte Diagnosefindung (vor allem bei seltenen Erkrankungen), digitale Entscheidungshilfe bei der Wahl einer bestmöglichen Therapie, digitales Verlaufsmonitoring, das von Patientenseite wie durch die Health Professionals unterstützt wird, Dokumentation in der E-Akte mit Wechselwirkungs-Check der Medikamente und natürlich „Kleinigkeiten" wie das E-Rezept und den elektronischen Arztbrief. Dazu digital unterstützte Hilfsmittel als Regelleistung (in meinem Fall z. B. ein Exoskelett als Nachteilsausgleich für meine Arthroseschäden) und ebenso regelleistungsfinanziert AAL-Funktionen meiner Wahl in meiner Wohnung. Meine Ärzte und weiteren Gesundheitspartner kennen die digitalen und analogen Behandlungsmethoden und können mich fachkundig beraten. Selbstverständlich sind Zeitwerte dafür in die Honorarordnungen integriert. Reha kann ich mit digital unterstütztem Trainingsangebot punktgenau vor- und nachbereiten, die Ergebnisse werden in angemessenen Intervallen mit meinen Ärzte und weiteren Gesundheitspartnern diskutiert und Trainingsabläufe angepasst.

Eine rundum Rheuma-App für mich (auch mit Modulen für Sport, Ernährung, Mental Health) in Trägerschaft der Selbsthilfe, E-Akte, interoperable digitale Hilfsmittel, digitale Vernetzung zu Selbsthilfeangeboten und Rheumatologentermine nur einmal jährlich bei gutem Verlauf. Vielleicht zwischendurch, bei Bedarf, geschätzt zehn Minuten Videosprechstunde um z. B. eine Blutdruckmedikation anzupassen. So schön könnte es sein.

In der Realität kann ich 2019 noch nicht einmal online einen Termin mit meiner Rheumatologin in Berlin vereinbaren, Gutachten tauschen wir per FAX aus, mein Krankheitsindex (DAS 28) wird manuell bei den wenigen Besuchen im Jahr ermittelt und für meine Rezepte fahre ich in persona im Rollstuhl zu einer nicht barrierefreien Apotheke. Die Arztpraxis ist in einem nicht barrierefreien Altbau. Kein Einzelfall, und noch nicht einmal die Datenbasis, wie barrierefrei oder nicht eine Praxis in Berlin oder irgendwo sonst in Deutschland ist, ist verlässlich und flächendeckend digital erfasst.

Think Big: Aus der Perspektive einer Patientenvertreterin bzw. der Selbsthilfe ist es an der Zeit, andere Umsetzungs-Maßstäbe jenseits der nationalen Gesetze und Verordnungen anzulegen, wenn wir einen von Patienten und von den Health Professionals gemeinsam betriebenen Kulturwandel hin zu einem digitalisierten Gesundheitswesen bewirken wollen. Aus der allgemeinen Erklärung der Menschenrechte[30], dem UNO Menschenrechtsabkommen (Pakt I (Sozialrechte)) und der UN-Behindertenrechtskonvention lässt sich so etwas wie ein „Menschenrecht auf Digital Health" ableiten.

---

30 Allg. Erklärung der Menschenrechte, Artikel 25 (1).

Gibt es ein (Menschen-)Recht auf Digital Health, und wenn ja, wie sieht es aus? Im UNO-Menschenrechtsabkommen Pakt I (Sozialrechte),[31] ratifiziert von Deutschland 1973, wird vergleichsweise allgemein auf das Recht eines jeden auf das für ihn erreichbare Höchstmaß an körperlicher und geistiger Gesundheit verwiesen und die Vertragsstaaten werden angehalten, die erforderlichen Maßnahmen und Schritte zur vollen Verwirklichung dieses Rechts zu unternehmen.

Vom Menschenrecht auf Digital Health

Explizitere Informationen finden sich in der UN-Konvention der Rechte von Menschen mit Behinderungen, diese wurde in Deutschland 2009 ratifiziert und gilt auch für Menschen, die von Behinderungen bedroht sind.[32] Der Terminus „neue Technologien" findet sich gleich an mehreren Stellen, wie z.B. im Artikel 4 (1) g), bei der Verpflichtung zur Forschung und Entwicklung für neue Technologien, Geräte und unterstützenden Technologien für Menschen mit Behinderungen. Die UN-Konvention der Rechte von Menschen mit Behinderungen definiert an dieser und anderen Stellen in der Summe gegenüber staatlichen und privaten Stellen einen Anspruch auf Digital Health in der Gesundheitsversorgung, Rehabilitation und Pflege.

Dessen zentrale Qualitätskriterien sind unter anderem:

- Umfassende Teilhabeförderung und Nicht-Diskriminierung

- Qualitativ hochwertige, zeitnahe, erschwingliche, barrierefreie, diskriminierungsfreie Umsetzung und Zugänglichkeit der Gesundheits-Innovationen (neue Technologien)

- Datenschutz und informationelle Selbstbestimmung

- Aufklärung der NutzerInnen und des medizinischen Personals

- Frühzeitige, systematische Einbeziehung der NutzerInnen in die Forschungs- und Gestaltungsprozesse

Die Realität lässt diesem Recht auf bestmögliche Gesundheitsversorgung auch mit Digital Health in Deutschland 2019 für chronisch kranke, behinderte oder von Behinderung bedrohte Menschen noch viel Raum zur Verwirklichung: 300 Millionen für den Innovationsfonds, eine überschaubare Anzahl an Selektivverträgen und Modellprojekten können nicht das Maß der Dinge sein.

Nur – was bedeutet das für den digitalisierten Patienten und seine neue Rolle innerhalb des Gesundheitswesens?

---

31 UNO Sozialreche-Pakt Artikel 12 (1).
32 UN-BRK, Quellen u.a.: Artikel 4 (1) f, g, h (Recht auf Innnovation); Art. 4 (3) (Beteiligung), Art. 5 (Gleichberechtigung und Nichtdiskriminierung), Art. 25 a, b, f (Gesundheit), Art, 26 (3) Habilitation und Rehabilitation), Artikel 21 (Recht der freien Meinungsäußerung, Meinungsfreiheit und Zugang zu Informationen), Art. 22 (2) (Achtung der Privatsphäre), Art. 24 (5) (Bildung).

6.2   Safety first vs. Contergan reloaded

Patientensicherheit ist ein zentrales Thema bei der Realisierung von digitalen Therapieoptionen oder Hilfsmitteln. Anforderungen an die zügige Umsetzung von Innovation stehen in einem Widerstreit mit den berechtigten Sicherheitsinteressen. Beispiele für Umsetzungshemmnisse: Wie viele Menschen sterben oder haben geringere Heilungschancen, weil ihnen ihr Hausarzt und das lokale Versorgungszentrum in den nächsten 5 Jahren noch kein KI-gestützter „Watson" die wirklich beste Krebstherapie ermittelt oder weil ihr Hausarzt nicht erkennt (und nicht erkennen kann), dass sie eine seltene Erkrankung haben? Wie viele Todes- und Krankheitsfälle von gebrechlichen Personen durch Stürze in der Wohnung könnten schon jetzt durch präventives Screening (z. B. Lindera) und mit AAL-Funktionen ausgestatteten Umgebungen als Kassenleistung verhindert werden?

Patienten als digitale Versuchsmäuse? Auf der anderen Seite sind – bei aller Technikeuphorie – Patientinnen und Patienten nicht die digitalen Versuchsmäuse der Nation. Bei den Hilfsmitteln und Apps wird beispielsweise häufig in einem Graubereich agiert, der noch nicht unter das Medizinproduktegesetz fällt. Bei nicht aufgeklärten Verbrauchern und Health Professionals kann es zum Fehlschluss kommen, dass eine CE-Kennzeichnung für die verschiedenen Risikoklassen vor allem bestimmte technische Sicherheitsaspekte abdeckt und nichts über die therapeutische Qualität aussagt. Ärztinnen und Ärzte wissen oft nicht, welches von den 30 Diabetes-Tagebüchern wirklich zu empfehlen ist, welche App eine sinnvolle Ergänzung zu einer laufenden oder geplanten Psychotherapie ist oder wie man eine Reha nach Schlaganfall sinnvoll digital weiter begleitet. Es wäre aber ein Recht der Patienten, genau diese Information zur für sie individuell besten Therapie zu bekommen, und nicht „digital 08/15". Dass Ärzte diese Information oft nicht geben können, liegt meist an fehlendem Wissen, nicht am fehlenden Willen.

Schwerkranke verzweifelte Patienten können Gefahr laufen, sich digitalen experimentellen Behandlungsmethoden auszusetzen (statt bereits evidenzbasiere Verfahren zu nutzen) oder nicht ausreichend aufgeklärt an deren Entwicklung mitzuwirken. Lernkultur für mehr Digital Health literacy auf Seiten der Patienten wie Health Professionals, Etablierung von Orientierung gebenden Maßstäben (Siegel/ Leitlinien für Apps und qualitätsgesicherte Information z. B. in einem nationalen Informationsportal) scheinen hier als Verkehrsregeln unabdingbar. Eine konsentierte Sicherheitskultur wie beim Autofahren („Vorfahrt beachten", „Gurt anlegen"), scheint der Mindestpreis für die Digitalisierung im Gesundheitswesen. Regulierungsbehörden (unter Aufsicht der Zivilgesellschaft und unter Beteiligung von Patienten/-vertretern wie beim G-BA) und die Möglichkeit zu Sanktionen sind unabdingbare Begleiter des digitalen Wandels, der für uns ebenso unverzichtbar ist wie die motorisierte Mobilität. Die Digitalisierung wird zweifelsohne Kinderkrankheiten in Form von Behandlungsfehlern, Fehlfunktionen, Nebenwirkungen mit sich bringen und auch personellen Tribut bei den Patienten fordern.[33] Diesen möglichst gering zu halten und zu einer Sicherheitskultur mindestens auf dem Niveau der Arzneimittelforschung zu kommen, sollte unser aller Bestreben sein. Das Aktionsbündnis Patientensicherheit stellt mit seinem Thesenpapieren und Arbeitsgruppen dazu z. B. wichtige Forderungen auf, ebenso die verschiedenen Patientenorganisationen oder die BAG Selbsthilfe.

Stärkere Entwicklungsförderung müsste betrieben werden, aber dann in geklärten Strukturen, mit aufgeklärten Patienten und vorzugsweise in Partnerschaft mit anerkannten Forschungseinrichtungen. Solche „Beta-Testzonen" könnten dann auch Orte sein, an denen mit neuen Methoden verkürzte Zulassungspfade geprüft werden, um zu einer schnelleren Innovations-Umsetzung zu kommen. Die Frage eines endlich zu etablierenden Transplantateregisters stellt sich natürlich auch für die digitalen Anwendungen, ebenso wie die Frage von neuen Überwachungspfaden für die Wirksamkeit und Sicherheit der digitalen Devices und Behandlungsmethoden.

6.3 Wir müssen reden: Kommunikation mit souveränen digitalen Patienten

Steht ein Diabetiker mit seinen Trackingdaten in der Praxis und möchte reden. Was nun? Mehr Einblick in die eigenen digitalen Befunde und selbst erzeugten Daten können Patienten und ihre Angehörigen zu besseren Managern ihrer Gesundheit werden lassen – zum eigenen Nutzen und dem der Solidargemeinschaft. Häufigere Kommunikation und Interaktion jenseits der Sprechstunde auf Kanälen via App, Mail, Chat, Videosprechstunde stärkt die Bindung zwischen Patient und Health Professionals, wenn es gelingt, die gegenseitigen Erwartungen auf das Ziel und die Frequenz zu synchronisieren. Kleinteiliger festgelegte Behandlungsziele werden möglich – aber der Arzt oder sonstige Health Professional muss bereit sein, sich auf diese neue Kommunikationskultur einzulassen. Angst vor Kontrollverlust der ärztlichen Deutungshoheit an ein digitales Erfassungsgerät in den Händen des Patienten sollte der Erkenntnis weichen, dass ein nachhaltig gutes Therapieergebnis am besten auf dem Weg einer partizipativen Entscheidungsfindung erzielt wird, zu der der Patient eigenes Datenmaterial jenseits von „Na, dann erzählen Sie mal" beiträgt. Mit einer derart aktivierenden „Fördern und Fordern"-Strategie könnte der Arzt erreichen, dass die gemeinsamen Behandlungsentscheidungen mit mehr Compliance umgesetzt werden und nicht doch hintenrum „Dr. Google" sein Co-Therapeut

---

33 Sicherheitslücken wie bei den Herzschrittmachern von St. Jude/Abott 2017 („Versierte Hacker können Herzschrittmacher der Marke Abbott angreifen, um Befehle auszuführen und Patientendaten zu stehlen. Implantatträgern wird ein baldiger Arztbesuch empfohlen, um wichtige Firmware-Updates zu installieren".), oder die jüngst entdeckte Lücke bei einer deutschen Patientenakte machen das Problem offensichtlich.

wird. Dabei helfen noch zu schaffende angemessene Honorierungs-
strukturen für die Berücksichtigung digitaler Therapieangebote wie
die digitalisierte Kommunikation, und unbedingt nötig sind (verpflichtende) Fort- und Weiterbildungen zu diesen Themenfeldern und deren Implementierung in die Ausbildungsordnungen.

6.4   Individualisierbarkeitspotenziale ausschöpfen

Die Smartness der neuen digitalen Methoden zeichnet sich auch
durch ihre individuelle Flexibilität aus. Tinnitracks mit der einpro-
grammierbaren eigenen Lieblingsmusik zum Lernen neuer Be-
wältigungsstrategien bei Tinnitus, die ganz individuellen Migräne-
Vermeidungsoptionen bei M-sense eröffnen qualitativ viel bessere
Behandlungsoptionen als eine one-fits-all Lösung oder mühsames
und zeitraubendes Abarbeiten von Schemata. Auch in der Reha
konstituieren sich erste Lösungen: die Aphasie-App „Neolexon" wird
nun von einer ersten Kasse erstattet. Diese soll Patienten mit Apha-
sie beim Wiedererlangen ihrer sprachlichen Fähigkeiten helfen. Das
individuelle Training per App soll die logopädische Behandlung ergänzen. Wieviel mehr Lebensqualität, Motivation und Teilhabe kann
gewonnen werden, wenn Patienten auf diese Weise ein paar Wo-
chen oder Monate früher erwartbare Trainingsziele erreichen. Gleiches gilt für die spektakulären Reha-Erfolge mit den Exoskeletten
bei inkompletten Querschnitten. Die Herausforderung hier heißt:
Maximale Nutzbarkeit entsteht nur unter angemessener Beteiligun-
gen von Betroffenen in der Entwicklung und bei Sicherstellung von
Barrierefreiheit (s. u.). Des Weiteren entsteht ein flächendeckender
Nutzen nur bei Kenntnis der neuen Optionen bei Patienten und
Health Professionals und Eingang der nutzwertigen Innovationen in
die Regelversorgung.

6.5   Zugangs- und Verteilungsgerechtigkeit sicherstellen

Ein digitalisiertes Versorgungssystem sollte allen Zugang zu gleichen Bedingungen gewähren – angefangen vom Zugang zu Digitaler
Infrastruktur, Hardware, Software. Rund 9 Millionen „Nonliner", der
größte Teil davon 70plus, stellen eine Herausforderung in Bezug auf
angemessene Schulung (angefangen vom grundlegenden Umgang
mit Computer und Tablet) und Ausstattung mit digitalen Tools dar. Im
Nachbarland Dänemark hat dieser Teil der Umsetzung, auch unter
Zuhilfenahme von Bezugspersonen wie Nachbarn und Enkeln, offensichtlich ohne größere Teile von Digitalisierungs-Verlierern funktioniert. Ein digitaler flächendeckender Rollout würde für Deutschland
bedeuten, wirklich angemessene Ressourcen für die Bereitstellung
der technischen Infrastruktur und eine Grund-Schulung und Nach-
betreuung bereitzustellen. Zudem wird der Kostenfaktor für die konkrete digitale Versorgung versorgerseitig oft unterschätzt: Da Menschen mit chronischen Krankheiten und Behinderungen weitaus

häufiger auf kleine Erwerbsminderungsrenten und Grundsicherung angewiesen sind oder von Hartz IV leben, sind jegliche Selbstzahler-Modelle oft nicht leistbar. Auch Vorauszahlungen bis zur Kostenübernahme, wie beispielsweise für einen Psychologie-Kurs online 80 € und mit Beratung 180 €, sind für diesen großen Personenkreis nicht realisierbar. D. h. eine schnellere Prüfung und Überführung der sinnvollen Innovationen in das Regelsystem ist aus Patientensicht unbedingt zu befürworten.

6.6 Digitale Inklusion sicherstellen

Die schöne neue Welt von Apps & Co. wird nur dann wirklich allen zugänglich sein, wenn verbindliche Standards für Barrierefreiheit a) sichtbar festgeschrieben und b) Bedingung für eine öffentliche Förderung sind (dies gilt auch für die Krankenkassen). Beides ist zurzeit nicht gegeben, damit wird eine menschenrechtlich bestehende Anspruchsgrundlage verletzt. Gerade sind zwei elektronische Patientenakten von großen Krankenkassen an den Markt gegangen, die nicht barrierefrei für sehbehinderte Menschen sind sowie Kinder und nicht einwilligungsfähige Personen nicht einschließen. Mehrere namhafte Apps (z. B. Diabetes, Psychotherapie, Migräne), die über Selektivverträge bereits im System sind, sind ebenfalls nicht barrierefrei für Sehbehinderte. Alternative Funktionen für Gehörlose, Menschen mit Bewegungseinschränkungen in der Hand oder Sprachstörungen werden oft nicht mitgedacht. Auch Usabilityanforderungen im Sinn eines „Design for all", die gar nicht primär auf Menschen mit Behinderungen abzielen, sondern diverse Zielgruppen ansprechen, sollten eine stärkere Umsetzung finden. Dabei wäre es vergleichsweise einfach, die Forderungen der Betroffenenverbände umzusetzen und zu Beginn der Entwicklung die entsprechenden Standards zu beachten.[34] Die Umsetzung der Beratung zu den allgemeinen Standards könnte auch einer nationalen Kompetenzstelle (Bundesfachstelle Barriefrefreiheit) oder den Länder-Wirtschaftsförderungen angegliedert sein.

6.7 Patientenbeteiligung umsetzen

Um Exklusion von Patientengruppen zu vermeiden und den maximal möglichen Nutzen zu erreichen, müssen digitale Lösungen zudem von Anfang an mit ausreichender Betroffenenbeteiligung unter Hinzuziehung von kompetenten Personen entwickelt werden. Dies ist, gerade in der Startup-Szene, deren Lösungen anschließend bei Erfolg im Gesundheitssystem landen, alles andere als selbstverständlich. Für die gute Praxis von Patientenbeteiligung fehlen in diesem Sektor zurzeit allerdings noch Standards, anders als in der Arzneimittelforschung. Die deutsche Rheuma-Liga begleitet mit drei

---

34 Beispielhaft: Pressemitteilung von DBSV und der Deutschen Opthalmologischen Gesellschaft: https://www.dbsv.org/pressemitteilung/dog-dbsv-digitalisierung.htm .

geschulten Patientenvertretern als Forschungspartnern das Projekt RheVital,[35] in unterschiedlichen interdisziplinären Arbeitsgruppen. Als Beispiel für PatientInnen-Input seien genannt: Welche Daten sind für Betroffene wichtig zu erheben, in welchen Abständen? Welche Art Unterstützung soll angeboten werden wie Verweis auf Selbsthilfe/Patientenorganisation (Rheuma-Liga), Selbstmanagementkurse usw.? Wie ansprechend sind das Aussehen und die Funktionalität der App? Die Charité hat als gutes Beispiel in der Forschungsgruppe Geriatrie ein Panel von > 100 SeniorInnen, die die aktuellen Projekte mit begleiten und Anwendungen testen. Solche Testing-Panels mit entsprechenden Standards, z.B. angegliedert an Kliniken oder als definierte „Beta-Testzonen" für die Digitalwirtschaft, sollten nicht einzelne Leuchttürme, sondern die Regel für digitale Versorgungslösungen sein.

Mehr als Vitamin P: starke Patientenvertretung

Die Selbsthilfe bzw. Patientenvertretung sollte regelhafte Patientenbeteiligung in den Gremien, über ihre Beteiligungs-Rechte wie bereits z.B. im G-BA gemäß der Richtlinie zur Bewertung von Untersuchungs- und Behandlungsmethoden im Krankenhaus (137c) oder der Erprobungs-Richtlinie (137e) noch wesentlich stärker als bisher einfordern. Als Digital Health-Aktivistin kenne ich persönlich bundesweit eine sehr überschaubare Anzahl an Menschen, die sich als Betroffene aus der Selbsthilfe-Perspektive mit diesem Thema auseinandersetzen. Faktor zehn an kompetenten Selbsthilfe- und Betroffenen-VertreterInnen und Ressourcen an Projekten und Hauptamtlichen wäre aus meiner Sicht nötig, um das Partizipations-Niveau in den klassischen Themenfeldern der Arzneimittel-, Heil- und Hilfsmittelversorgung sicherzustellen. Gerade jetzt gäbe es ein in Jahren überschaubares Zeitfenster, die neuen digital unterstützen Behandlungspfade wirklich patientenorientiert mitzugestalten. Nötig wäre hierfür auf nationaler wie Landesebene der Wille, „genug" neue PatientenvertreterInnen zu finden und auszubilden, die in den teils noch zu bildenden neuen Regulationsgremien aktiv mitwirken und auf regionaler Ebene die Akteure aus Forschung und Entwicklung mit begleiten.

Solche Strukturen zu implementieren, PatientenvertreterInnen hierfür zu gewinnen, zu schulen und auch für ihre Mitwirkung zu entschädigen, ist eine gemeinschaftliche Aufgabe der Kostenträger, Leistungserbringer, Forscher und Entwickler und auch der Selbsthilfe. Für die Selbsthilfe und die Zivilgesellschaft sind diese zusätzlichen Mit-Gestaltungsoptionen zugleich Herausforderung und Chance: es können – und müssen – neue MitstreiterInnen gefunden werden, die bereit sind, sich Themen der digitalen Gesundheitsversorgung zu widmen.

---

35 https://egesundheit.nrw.de/2018/07/rhevital-neue-rheuma-therapiekontrolle-per-app/.

6.8 Wunsch- und Wahlrecht gewährleisten

Neue Möglichkeiten wecken neue Begehrlichkeiten – beim Patienten wie beim Health Professional und beim Leistungserbringer. Mehr Geld fließt absehbar nicht ins System, aber es bleibt die Frage, wer die Deutungshoheit bei der Versorgungsqualität innehat. Digital unter einem primären Kostensenkungsdiktat umzusetzen, kann aus Patientensicht – siehe menschenrechtsbasierte Anspruchsgrundlage – nicht das treibende Moment in der Versorgung sein. Angemessen, zweckmäßig, wirtschaftlich sind als Kriterien per se kein Verweigerungsgrund für Digital-Technik: im Kontext von Nachteilsausgleichen hat z. B. schon 2016 ein Gericht eine Versorgung mit einem Exoskelett außerhalb einer Reha zugebilligt.[36] Das CGM bei Diabetes wurde endlich in den Hilfsmittelkatalog aufgenommen. Diesen folgen nun Anträge vieler weiterer digitaler Therapie-Optionen, bei denen im Einzelnen ihre Evidenz und natürlich Sicherheit zu prüfen ist.

Im Versorgungsalltag kommt es bereits zum Clash of Cultures: Beispielsweise wird im Moment vielfach stark schwerhörigen Menschen zum Einsetzen der Cochlea-Implantate geraten. Diese Technik ist in ihrer Wirksamkeit nicht unumstritten – manche profitieren sehr, andere nicht (z. B. viele Störgeräusche, Hören kaum verbessert), und ist, einmal eingesetzt, irreversibel. In einigen Jahren wird man die Wirkung noch besser einschätzen können und besser prognostizieren, wer besonders profitieren würde.

Digital als Recht und Wahl – nicht als Pflicht

Was aus Patientenperspektive beunruhigt, ist die hier sichtbare Tendenz: es gibt eine technische Lösung, die scheinbar ein für alle Mal das „Problem" – so gut wie es eben geht – „behebt". Die Gesellschaft muss keine neuen Hörgeräte mehr zahlen, keine Batterien, weniger Arzt- und Akustikerbesuche, und weil die Schwerhörigkeit ja (weitgehend) „behoben" ist, entfällt auch der Anspruch auf Schrift- oder Gebärdensprachdolmetscher. Dabei auf der Strecke bleibt: die Wahlfreiheit von Menschen, sich dennoch für „analog" zu entscheiden und vielleicht auf noch bessere Optionen zu warten. Gerade hat die Firma audatic den Digital Health Award Berlin gewonnen. Demnächst im großen Test an der Charité, werden mit einem konventionellen, KI-optimierten Hörgerät wohl Hintergrundgeräusche einen Quantensprung besser und dynamisch weggefiltert. In Göttingen wie in Stanford wird an einem Cochlea mit Lichtleitung geforscht, das wohl in ca. 10 Jahren ebenfalls wesentlich bessere Resultate

---

36 Exoskelett als neue digitale Versorgungsform auch für den privaten Gebrauch außerhalb der Reha: 20.5.2016 positives Grundsatzurteil zur Kostenübernahme beim Sozialgericht Speyer, Juli 2016 Begründung (AZ S 19 KR 350/15): Digitale Orthese als Medizinprodukt (noch nicht im Hilfsmittelverzeichnis) gewährleistet uneingeschränkt einen unmittelbaren Behinderungsausgleich der ausgefallenen und beeinträchtigten Körperfunktion. Es bestünde ein Anspruch auf den möglichst vollständigen funktionellen Ausgleich und folglich könnten Hilfsmittel des aktuellen Standes des medizinischen Fortschritts verlangt werden. Wirtschaftlichkeitsgebot ist nicht relevant, da es keine Auswahl an gleich geeigneten Versorgungsmöglichkeiten gibt bzw. diese von KK und MDK nicht aufgezeigt wurden.

erzielen wird als die heutigen Implantate. Es ist ein wesentlicher Teil der Qualität in unserem System, dass ein mündiger Patient, gut beraten, auch zukünftig das volle Wahlrecht ausüben kann, ob digital oder analog.

Wahlfreiheit aus Patientenperspektive ist auch im Bereich der Verbundlösungen ein Problem: Es ist nicht nutzerfreundlich und widerspricht den Grundzügen der Patientenautonomie, wenn z. B. im Rahmen der elektronischen Patientenakte oder von Versorgungsnetzen Verbundlösungen entstehen, an die der Betroffene in allen Komponenten gebunden ist. Wenn ein Patient lieber einen datensparsameren Sturz-Sensor für seine AAL-Wohnung möchte oder einen anderen Hausnotruf als den im digitalen Verbund vorgesehenen oder wenn man eine andere Diabetes-App möchte, einen anderen Facharzt als den im digitalen Verbund festgelegten, muss dies im vorgesehenen Kostenrahmen ohne Eigenbeteiligung möglich sein.

6.9   Interoperabilität gewährleisten

Viele Jahre hat es gebraucht, bis die Industrie sich auf Standards für Handy-Stecker geeinigt hat. Mit einem Ergebnis, das nun mobilen Verbrauchern das Leben wesentlich vereinfacht. Die Neigung von Gesundheitsdienstleistern, Insellösungen zu produzieren, steht ebenfalls diametral zu den Patienteninteressen und ihrer Lebensrealität. Es muss eine Einigung geben, dass die Lösungen der elektronischen Patientenakten nicht nur kompatibel mit der elektronischen Gesundheitskarte, sondern auch offen zum Einlesen von Daten aus spezifischen Patienten-Apps (auch von anderen Krankenkassen) sind. Patienten müssen bei Wechsel der Akte in der Lage sein, alle ihre dort gesammelten Daten selbst oder über einen Treuhänder mit vertretbarem Aufwand (d. h. in sehr wenigen Stunden) zu migrieren. Ebenso sollten Patienten einfach in der Lage sein, ausgewählte Daten mit Versorgern ihrer Wahl zu teilen, sofern dabei nicht offensichtliche Rechte Dritter betroffen sind. Gute Bündelungsfunktionen zum Teilen von Befunden sind beispielsweise Teil einer zeitgemäßen Nutzerergonomie.

6.10   Sektorenübergreifende Vernetzung stärken

Ambulant und stationär, zwischen Pflege, Reha, lokalen Gesundheits- und sozialen Versorgern: die Digitalisierung bietet die Möglichkeit, Datenverluste zu verhindern, Doppelerfassungen zu vermeiden und vor allem eine einheitliche Behandlungs- und Versorgungsstrategie personenzentriert in der Realität des Betroffenen abzubilden. Soweit die Theorie. In der Praxis sind wir noch nicht flächendeckend beim digitalen Arztbrief zwischen Krankenhaus und Hausarzt nach einem akuten Ereignis wie einem Schlaganfall, nach wie vor werden Medikamententüten in der Notaufnahme mit abgegeben und laut TSVG haben erst ab Januar 2021 alle Versicherten Zugriff auf eine elektronische Patientenakte bei ihrer Krankenkasse über mobile Geräte wie Smartphones.

Erste Verbundlösungen wie das AOK-Haffnet leisten Pionierarbeit in der digitalen Vernetzung von ambulanten und stationären Versorgern. Dazu gehören gemeinsame medizinische Behandlungspfade und Therapieempfehlungen, aber auch Koordinatoren, die die Versorgung am Übergang von ambulanter und stationärer Behandlung begleiten und so beispielweise einen reibungslosen Informationsfluss gewährleisten. Aus Patientensicht ist dieser Schritt überfällig und es ist – bei Wahrung der Patientenautonomie – höchste Zeit, einen bruchlosen digitalen Datenfluss mit dem Ziel einer Versorgung „wie aus einer Hand" flächendeckend umzusetzen.

Die Notwendigkeit einer sektorenübergreifenden Vernetzung zeigt sich aus Patientensicht auch im Bereich der Finanzierung: Ausstattung von Wohnungen mit AAL-Funktionen und klassischen Hilfsmitteln lassen sich derzeit nur über Modellprojekte abbilden (z. B. Pflege@quartier der GESOBAU in Berlin). Eine umfassende Versorgung von Menschen, die meistens als Empfänger kleiner Renten und Sozialleistungen auf eine Kostenübernahme angewiesen sind, würde bedeuten, neben Kranken- und verstärkt Pflegekassen auch die Kommunen in die Pflicht zu nehmen, damit der Verbleib in der Häuslichkeit möglichst lange abgesichert werden kann. Hierfür wären personenzentrierte Finanzierungsmodelle zu entwickeln.

6.11 Der gläserne Patient als Chance

Die Furcht vor dem total überwachten, gläsernen Patienten steht immer wieder in der öffentlichen Diskussion, Fremdsteuerung und Sanktionierung bei „unpassendem" Verhalten und digitale Selektion guter, weil günstiger Patienten sind Herausforderungen aus Patientenperspektive. Umgekehrt fürchten Health Professionals im Moment vielleicht weniger die Transparenzanforderungen der Patienten, aber ein individualisiertes Benchmarking gegenüber den Leistungsträgern. Implementierung einer Fehlerkultur bei den Health Professionals, Qualitätsdiskurs und die Umwidmung der patientenseitigen Überwachungsneurose in ein gemeinsames Bekenntnis zu Qualitätszielen angesichts der digitalen neuen Möglichkeiten könnten Lösungsansätze sein. Was es dafür bräuchte: mehr Wissen über Datenschutz und Patientenrechte auf beiden Seiten und das gemeinsame Erarbeiten von Handlungsrichtlinien im Umgang mit den datengestützten Therapien. Dies könnten beispielsweise die Fachgesellschaften gemeinsam mit den Patientenorganisationen leisten.

Es wäre in meinem Rheuma-Alltag ein großer Gewinn, wenn meine Rheumatologin und ich gemeinsam zum Ergebnis kämen: drei kleine Entzündungs-Flares im Monat, die normalerweise unterhalb des „großen Alarms einer entzündlichen Episode" in der Therapie unbe-

Erfassung von Gesundheitsdaten im Alltag wird wie Zähneputzen ein Teil der Chroniker-Routine

rücksichtigt blieben, sind stressassoziiert und ich könnte sie, einmal bewusst erkannt, medikamentös oder verhaltensbedingt vermeiden. Als Patientin würde ich meinen guten Ärzten und weiteren Angehörigen der Gesundheitsberufe für diese Art von Ergebnisqualität zweckbezogen jederzeit Tracking-Daten zur Verfügung stellen. Wie beim Zähneputzen, würde ich als Investition in ein gutes Leben mit einer chronischen Krankheit auch täglich einige wenige Minuten zur Eingabe von Gesundheitsdaten aufwenden.

Meine eigene Demarkationslinie läuft allerdings scharf hinter diesem Kreis der mir vertrauten Ärzte und weiteren Gesundheitspartner bzw. denjenigen, die im Akutfall zugreifen sollen. Meiner Versicherung möchte ich diese Daten im Moment nicht anvertrauen, über anonymisierte Datenspende für die Forschung von Fall zu Fall selbst entscheiden. Welche Daten mein digitales Hilfsmittel – z. B. ein CGM – nicht nur an meinen Arzt, sondern auch die Herstellerfirma, die Krankenkasse oder sonstige Quelle sendet, würde ich gerne wissen und in einem gewissen Rahmen beeinflussen können.

Ich wünsche mir ebenfalls einen auf Augenhöhe geführten Dialog darüber, wie zukünftig Compliance in der Versorgung definiert und gelebt wird: Daten zeigen nun „Compliance-Lecks", wenn Patienten ihre Therapie nicht konsequent führen. Aber wer darf unter welchen Rahmenbedingungen festsetzen, wann ich eine teure Therapie wegen „Fehlverhalten" oder „unsachgemäßem Hilfsmittelgebrauch" nicht mehr bekomme? Welche Widerspruchsmöglichkeiten habe ich? Wer legt fest, welche Daten bei der Entscheidung über den Zugang für eine neue Therapie herangezogen werden? Dies sollte nicht der einzelnen Entscheidung der jeweiligen Health Professionals oder Kassenmitarbeiter überlassen bleiben.

Ebenso sollten wir darüber reden, wieviel Wissen und aktive Therapiebeteiligung von Patienten nun unter den Vorzeichen von Digitalisierung erwartet wird. Gibt es – weiterhin – ein Recht auf Nicht-Wissen und Nicht-Einbeziehung im Vertrauen darauf, dass die Ärzte und weiteren Health Professionals „schon alles gut machen"?

Und wie stellen wir andererseits zeitnah sicher, dass Patienten, die eine digitalisierte Gesundheitsversorgung für sich wünschen, angemessen unterstützt und aufgeklärt werden?

6.12 Ausblick

Große Chancen und ebenso große Herausforderungen: Als Patientin bin ich dankbar, in den kommenden Jahren Nutznießerin schon absehbarer Innovationen zu werden, die auch meine Gesundheits- und Teilhabechancen wesentlich erhöhen und meine Lebensqualität steigern. Das Arzt-Patienten-Verhältnis und die Beziehungen zu den weiteren Health-Professionals könnten sich, gestützt durch Digital-Technik, weiter in Richtung einer partnerschaftlichen, beidseitig aktiven Beziehungsqualität entwickeln – eine Perspektive, die ich als Patientenvertreterin für Menschen mit chronischen Krankheiten und Behinderungen sehr begrüßen würde. Um den menschenrechtlich basierten Anspruch auf Gesundheits-Innovationen im Bereich von Digital Health angemessen zu verwirklichen, in einer qualitativ hochwertigen, zeitnahen, erschwinglichen, barrierefreien und diskriminierungsfreien Umsetzung und Zugänglichkeit, unter Berücksichtigung von Datenschutz, Aufklärung von NutzerInnen und medizinischem Personal und frühzeitiger Nutzerbeteiligung an den Forschungs- und Gestaltungsprozessen, reichen allerdings die bisherigen gesetzlichen und privatwirtschaftlichen Ansätze zur Förderung und Implementierung bei Weitem noch nicht aus.

Zur Wahrnehmung dieser Mitgestaltungsrechte bringt sich die PatientInnenstimme zunehmend aktiv in die sich formierenden Systeme ein, auch mit der Zielrichtung, dass wir Patienten zu noch besseren Advokaten für einen mündigen Umgang mit unseren Gesundheitsdaten und unserem Gesundheitsmanagement werden. Wir Patienten(vertreter) können gemeinsam mit den Health Professionals der medizinischen und nichtmedizinischen Berufe zum Mit-Treiber einer digital unterstützten Gesundheitsversorgung werden – wenn man unsere Anliegen stärker als bisher hört und berücksichtigt. In einem größeren Bezugsrahmen erscheint ein gestärkter Verbraucher/Patient als eine wichtige Größe beim Versuch, statt der massiv mit digitalen Lösungen auf unseren Gesundheitsmarkt drängenden international agierenden Konzerne deutschen und europäischen Lösungen mehr Umsetzungsraum zu geben.

Mehrwert Digitalisierung als Chance und Herausforderung für eine patientenorientierte Versorgung

Aber: alle Formen dieser Technisierung sind ein Mittel, kein Zweck. Zeitgewinne z. B. aus der Automatisierung von Dokumentation und Datenerhebung oder der digitalen Hilfestellung durch AAL-Umgebungen dürfen nicht bei den Systempartnern „verschwinden". Denn die Digital-Rendite in Form besserer Behandlungsqualität und mehr Menschlichkeit gebührt den Patienten/Versicherten und ihren behandelnden Ärzten und weiteren Health Professionals. In diesem Sinn: digitalisieren wir uns!

7. Digitalisierung aus Sicht der Patientensicherheit: Eine Positionsbeschreibung

Dr. Ilona Köster-Steinebach und Marcel Weigand

7.1 Einleitung: Erwartungshaltungen und Wirklichkeit

Im Mai 2018 hat das Aktionsbündnis Patientensicherheit e.V. (APS) seine Jahrestagung unter das Thema der Digitalisierung und Patientensicherheit gestellt. Aktueller Anlass war die Veröffentlichung von zwei Produkten des APS, einer Patienteninformation mit dem Titel „Checkliste für die Nutzung von Gesundheits-Apps" sowie einer Handlungsempfehlung für Professionelle im Gesundheitswesen „Risikomanagement in der Patientenversorgung – Herausforderungen und Lösungen der Digitalisierung für das Risikomanagement". Derartige Publikationen, die von der Praxis für die Praxis bestimmt sind, erarbeitet das APS in Arbeitsgruppen. Dass das APS eine AG Digitalisierung eingerichtet hat, kam nicht von ungefähr, sondern resultierte aus mehreren Überzeugungen:

1. Es gibt (noch?) umfangreichen und dringenden Bedarf bei der Verbesserung der Patientensicherheit in Deutschland.

2. Die Digitalisierung hat das Potential, auf einschneidende Weise die Gesundheitsversorgung, ihre Inhalte und Organisationsformen zu verändern.

3. Die Chancen, die die Digitalisierung für die Verbesserung der Versorgung und der Patientensicherheit bietet, sollten dringend genutzt werden.

4. Über die Umsetzung der Digitalisierung, besteht noch viel Unsicherheit, und viele Entwicklungen laufen unkoordiniert, um nicht zu sagen ungesteuert. Hier möchte das APS eine aktive Rolle übernehmen.

Damit ist bereits das Spannungsfeld eröffnet, das Chancen und Risiken der Digitalisierung einander gegenüberstellt und das auch auf der eingangs erwähnten Jahrestagung des APS zu kontroversen Diskussionen geführt hat, die für eine Fachtagung ausgesprochen spannend und lebhaft, ja sogar emotional aufgeladen geführt wurden. Grund genug, die Gelegenheit zu nutzen, hier eine Positionierung vorzustellen, die versucht, die verschiedenen Sichtweisen miteinander zu vereinen. Denn eines ist sicher: Die Digitalisierung im Gesundheitswesen ist ebenso wenig aufzuhalten wie die Ausbreitung des Feuers oder die des Dynamits – beides Erfindungen, die der Menschheit ebenso Nutzen wie Schaden gebracht haben.

7.2   Digitalisierung – Von der Definition zu den Risiken

Digitalisierung seit den 1980er Jahren

Darüber, was eigentlich Digitalisierung ist, kann man vermutlich trefflich streiten. Im Grunde genommen erscheint der Hype, der aktuell um das Thema gemacht wird, etwas erstaunlich, denn eigentlich hat die Digitalisierung bereits spätestens in den 1980er Jahren mit der Verbreitung von Computern und später von prozessorgesteuerten Geräten begonnen. Also warum gewinnt die öffentliche Debatte eher an Dringlichkeit, statt durch Gewöhnung an Dramatik zu verlieren? Möglicherweise liegt es daran, dass die Digitalisierung in den letzten Jahren neue, starke Aspekte hinzugewonnen hat:

- Vernetzung von computerisierten Geräten (Internet of Things (IoT)) als Grundlage von Prozessautomatisierungen auch in der Gesundheitsversorgung

- Robotik (OP-Technik und Pflege)

- mHealth Anwendungen/Gesundheits-Apps und daraus folgend der fließende Übergang von Wellness, Selbstmedikation, Fremdbestimmung und ärztlich geleiteter Therapie

- Software-Lösungen, die mit großen Datenmengen Erkenntnisse generieren, Big Data (beispielsweise aus Registern z.B. für Medizinprodukte, Abrechnungsdaten, selbst erhobenen Daten von Patienten u.v.m.) als neue Qualität der medizinischen Forschung

- Künstliche Intelligenz (Nationale Strategie für KI der Bundesregierung: Schwerpunkt Entstehung von Krankheiten und personalisierte Medizin), aber auch hinsichtlich Expertensystemen und ihren Auswirkungen auf die Logik der evidenzbasierten Medizin

- Informationsangebote im Internet (z.B. Gesundheitsinformationsangebote zu Krankheiten oder Leistungserbringern), die auf neue Datenquellen zugreifen können bzw. könnten und Patienten eine nie dagewesene Souveränität, aber auch Beeinflussbarkeit bescheren können.

Digitalisierung als emergenter Prozess

Jeder einzelne dieser Aspekte hat das Potential, weitreichende Veränderungen in der Gesundheitsversorgung auszulösen, ist in sich bereits komplex und möglicherweise schwierig aufzunehmen. Die Entwicklung der Digitalisierung hat aber dazu geführt, dass diese „externen Schocks" quasi gleichzeitig zu bewältigen sind. Und im Zusammenspiel ergibt sich eine neue Qualität: In der Systemtheorie gibt es dazu das Konzept der Emergenz. Wikipedia definiert diese treffend als „die Möglichkeit der Herausbildung von neuen Eigenschaften oder Strukturen eines Systems infolge des Zusammenspiels seiner Elemente. Dabei lassen sich die emergenten Eigenschaften des Systems nicht – oder jedenfalls nicht offensichtlich – auf Eigenschaften der Elemente zurückführen, die diese isoliert aufweisen." (Wikipedia 12.12.2018). Ein Beispiel für solche Emergenz ist das menschliche Bewusstsein, das sich nicht erklären oder vorhersagen lässt, indem man die Gehirnzellen und Neurotransmitter untersucht. Erst im Zusammenspiel dieser (in sich zumindest vergleichsweise einfachen) Elemente entsteht die menschliche Denkfähigkeit.

Möglicherweise befinden wir uns in einer Phase, in der die Digitalisierung emergente Eigenschaften entwickelt. Zweifellos sind all die oben genannten Elemente der Digitalisierung in sich nicht nur komplex, sondern letztlich auch dezentral, d.h. es wird an vielen verschiedenen Stellen, von vielen verschiedenen Köpfen und Institutionen und mit vielen verschiedenen Zielsetzungen an Neuerungen gearbeitet. Es sind nicht mehr nur einige wenige Universitätsstandorte oder forschende Pharmaunternehmen, die Innovationen entwickeln, sondern Veränderungen können letztlich von jedem Software-Entwickler an seinem heimischen Laptop ausgehen. Eine solche Entwicklung ist nicht steuerbar. Mehr noch, es ist nicht vorhersehbar, welche Eigenschaften sich aus dem Zusammenspiel der in sich komplexen digitalen Neuerungsansätze ergeben werden. Werden sie die Patientensicherheit erhöhen, die Versorgung verbessern, die Autonomie und die Kompetenz der Patienten steigern, eine höhere Arbeitszufriedenheit und geringere Arbeitsbelastung bei den Professionellen im Gesundheitswesen bewirken – oder das Gegenteil? Oder Folgen haben, die wir heute nicht einmal ahnen können?

Das Risiko unerwarteter und möglicherweise auch patientenschädigender Nebenwirkungen ist etwas, das alle, die sich mit Patientensicherheit beschäftigen, nicht kalt lassen kann. Vor diesem Hintergrund kommt es nicht von Ungefähr, dass Prof. Schrappe im APS-Weißbuch Patientensicherheit eine neue Definition des Begriffs vorschlägt (Schrappe 2018: 215):

„Patientensicherheit ist das aus der Perspektive der Patienten bestimmte Maß, in dem handelnde Personen, Berufsgruppen, Teams, Organisationen, Verbände und das Gesundheitssystem

1. einen Zustand aufweisen, in dem Unerwünschte Ereignisse selten auftreten, Sicherheitsverhalten gefördert wird und Risiken beherrscht werden,

2. über die Eigenschaft verfügen, Sicherheit als erstrebenswertes Ziel zu erkennen und realistische Optionen zur Verbesserung umzusetzen, und

3. in der Lage sind, ihre Innovationskompetenz in den Dienst der Verwirklichung von Sicherheit zu stellen."

Insbesondere der letztere Aspekt spricht explizit die Innovationsfähigkeit der Organisationen und damit ihre Fähigkeit an, die Neuerungen insbesondere auch der Digitalisierung aktiv und zielgerichtet (im Interesse der Patientensicherheit) in ihre eigenen Strukturen zu integrieren.

Emergenz, Dezentralität und als dritte Eigenschaft noch Geschwindigkeit beschreiben die Digitalisierung am Ende des zweiten Jahr-

Geschwindigkeit und hohe Veränderungsrate

zehnts dieses Jahrhunderts. Im Gegensatz zu den Produktlebenszyklen der Arzneimittelbranche entstehen digitale Anwendungen in rasanter Abfolge, ja zum Teil gibt es gar kein fertiges „Produkt" mehr. In dem Augenblick, in dem lernende Systeme und große Datenmengen ins Spiel kommen, gibt es keinen „Algorithmus" mehr, der vorgezeigt oder gar geprüft werden kann, da sich die Struktur der Daten und die daraus abgeleiteten Reaktionen des Systems mit jedem neu gesammelten Datum (und damit in Millisekunden) marginal verändern. Das Prinzip wird an der weiter oben im Text verwendeten Quelle zur Emergenz deutlich. Ob zu dem Zeitpunkt, zu dem dieser Text gelesen wird, der Eintrag in Wikipedia noch der gleiche ist wie zum Zeitpunkt des Abrufs, ist nicht kontrollierbar, ja sogar unwahrscheinlich: Wikipedia wird kontinuierlich und dezentral weiterentwickelt. Nur dass im Fall künstlicher Intelligenz nicht einmal ein Abruf eines Ist-Standes so einfach wie bei Wikipedia möglich ist, weil dieser sich dem direkten Zugriff systembedingt entzieht, und die Veränderungsrate noch höher bzw. schneller als bei Wikipedia ist.

Die evidenzbasierte Medizin war eine wichtige Evolution für Wissenschaft und Versorgungspraxis. Sie setzt dem Anschein, der theoretischen Rationale einer bestimmten Vorgehensweise oder medizinischen Intervention, die Überprüfung durch möglichst verzerrungsfreie Studien mittels Vergleich von Interventions- und Kontrollgruppe entgegen. Durch die Digitalisierung wird jedoch eine Situation geschaffen, in der sich beide Gruppen (wenn sie denn überhaupt sinnvoll gebildet werden können) während der Studiendauer unkontrollierbar verändern. Damit wird ein wichtiges, ja im Sinne der Patientensicherheit sicher millionenfach lebensrettendes methodisches Instrumentarium ausgehebelt. Das löst – zu Recht – Ängste aus: bei Wissenschaftlern, bei Entscheidern im Gesundheitswesen und nicht zuletzt ausgerechnet bei jenen Ärzten, die sich um eine besonders qualitativ hochwertige, evidenzbasierte Versorgung bemühen. Auch im Fall von Contergan war man der Meinung, etwas Gutes für Patientinnen zu tun. Erst im Nachhinein hat sich herausgestellt, dass es verheerende unerwünschte Wirkungen gab. Derartiges ist auch für die Digitalisierung nicht ausgeschlossen, in Hinsicht auf den Schutz der Privatsphäre und auch in Hinsicht auf die eigentliche Versorgung. Die Digitalisierung im Finanzsektor hat zu den emergenten Phänomenen plötzlicher, zunächst unerklärlicher Kurseinbrüche an den Börsen geführt. Was wären die Folgen im Gesundheitswesen, von simplen Produktmängeln einmal ganz abgesehen? Kürzlich wurde unter der Überschrift der „Implant Files" die Problematik unzureichender Testung von Medizinprodukten vor dem Einsatz in der Versorgung aufgegriffen. Für Digitalisierung und ihre Nutzung im Gesundheitswesen bestehen derzeit noch nicht einmal ansatzweise Strukturen, um irgendeine Form von Qualitätskontrolle vor dem Einsatz zu etablieren. Vor diesem Hintergrund ist die Skepsis gegenüber dieser Revolution gerade aus dem Blickwinkel der Patientensicherheit verständlich.

7.3 Chancen der Digitalisierung im Sinne der Patientensicherheit

So verständlich die Skepsis hinsichtlich der Digitalisierung ist, so unverständlich ist sie gleichzeitig auch. Gerade die Digitalisierung würde z. B. über die elektronische Hinterlegung und Bereitstellung von Leitlinien im tatsächlichen Versorgungsprozess, am point of care sozusagen, die verzögerungsarme Umsetzung der Erkenntnisse aus der evidenzbasierten Medizin gerade erst ermöglichen. Aus der Auswertung von elektronischen Daten können Hinweise auf bestehende Mängel der Versorgung oder bisher unentdeckte Wirkungszusammenhänge gewonnen werden. Ein weiterer Aspekt: Im Bereich der Datenverfügbarkeit bezüglich einzelner Patienten und ihrer Behandlung bietet digitale Speicherung – vor allem unter den verschärften Bedingungen der europäischen Datenschutzgrundverordnung (DSGVO) hinsichtlich Datenintegrität und -korrektheit – wesentliche Vorteile gegenüber papierbasierten Lösungen. Natürlich wäre es ein GAU, wenn digitale Patientenakten gehackt würden, aber ist derzeit nicht jeder Brand oder Wasserschaden in einer Arztpraxis ein ebensolcher GAU hinsichtlich der kontinuierlichen Versorgung von Patienten? Und bei allen Aussagen darüber, dass Deutschland eines der besten Gesundheitssysteme der Welt hat, darf dennoch nicht aus dem Blick geraten, dass wir hinsichtlich der Patientensicherheit noch jede Menge Handlungsbedarf haben. Schrappe (2018: 331) kommt bei ausgesprochen konservativer Schätzung aufgrund von epidemiologischen Studien auf jährlich 400.000 bis 800.000 sogenannte Vermeidbare Unerwünschte Ereignisse (VUE) allein in deutschen Krankenhäusern. Damit ist „ca. jeder 20. Sterbefall im Krankenhaus in Deutschland als vermeidbar (auf einen Fehler zurückführbar) einzustufen. Hinzu kommt, dass Ereignisse aus der ambulanten und pflegerischen Versorgung ebenso wenig in dieser Zahl enthalten sind wie die Ereignisse, die aus diagnostischen Fehlern, errors of omission und aus Überversorgung resultieren." Man muss also davon ausgehen, dass die Prozesse in der Versorgung, insbesondere in unserem stark nach Sektoren fragmentierten Gesundheitssystem, hinsichtlich der Patientensicherheit alles andere als optimal gestaltet sind, so dass es einen erheblichen Raum für digital unterstützte Verbesserungen gibt.

Handlungsbedarf bei Patientensicherheit

Bleibt natürlich die Frage, ob Digitalisierung bei der Stärkung der Patientensicherheit Vorteile bringen kann. Dazu sollte ein Blick auf die Themen geworfen werden, mit denen sich das APS seit seiner Gründung 2005 beschäftigt:

- Arzneimitteltherapiesicherheit,

- fehlerfreie Kommunikation/Dokumentation,

- Hygiene/Infektionsschutz,

- sicherer Umgang mit Medizinprodukten,

- Auswirkungen des Fachkräftemangels, Fehlermeldesysteme und

- Führungskultur.

Vielleicht mit Ausnahme der Führungskultur lassen sich für alle diese Anwendungsfelder leicht Beispiele finden, in denen digitale Lösungen erhebliche Verbesserungen ermöglichen können:

- eMedikationsplan mit automatischem Interaktionscheck bei Polymedikation; automatisierte Verblisterung zur Vorbeugung falscher Medikamentengabe und -einnahme,

- ePatientenakte und automatische Überleitung diagnostisch relevanter Daten (z. B. Funk-Waagen mit Ermittlung der Wassereinlagerung im Gewebe),

- Kontroll- oder Erinnerungssysteme für die Händedesinfektion, digitalisierte Unterstützung bei der Einhaltung bzw. Reduktion von Katheterliegezeiten,

- neue Medizinprodukte, die z. B. Stürze erkennen oder metabolische Entgleisungen z. B. bei Diabetes verhindern

- Entlastung des Personals von Dokumentationsaufgaben, automatisierte Personaleinsatzplanung in Abhängigkeit vom Pflegebedarf

- Digitale Unterstützungssysteme z. B. für die Abschätzung von Symptomen, Unterstützung qualitätsorientierter Wahlentscheidungen z. B. bei der Krankenhaussuche

- digitale Ausgestaltung von Fehlermeldesystemen (vgl. die oben erwähnte Handlungsempfehlung des APS), aber auch Ermittlung von Fehlerquellen durch Nutzung von Big Data

Keine schlechten analogen Prozesse digitalisieren Aber auch hinsichtlich der Führungskultur sind Auswirkungen der Digitalisierung zu erwarten. Gerne wird im Zusammenhang mit der Digitalisierung die Aussage getroffen, dass es sich nicht um eine „Plug-in-Technologie" handelt. Damit soll zum Ausdruck gebracht werden, dass sich Einrichtungen, von der Einzelpraxis bis zum Maximalversorger, nicht einfach vorgefertigte Systeme einkaufen und sie ohne weiteres zum Einsatz bringen können. Zu Recht wird immer wieder, auch auf der eingangs erwähnten Jahrestagung des APS im Mai 2018, davor gewarnt, schlechte analoge Prozesse einfach zu digitalisieren, denn dadurch werden sie nicht besser, im Zweifelsfall sogar noch unsicherer als vorher. Es ist also eine sehr erhebliche Anpassungs- und Managementleistung erforderlich, damit die Digitalisierung in Betrieben im Gesundheitssystem (und noch mehr bei der Interaktion entlang von Versorgungsketten hinweg) positive Effekte hinsichtlich der Arbeitsorganisation und Patientenversorgung entfaltet. Wenn aber ohnehin dieser Aufwand betrieben werden muss, wenn man nicht komplett den Anschluss an die Konkurrenz verlieren will, dann bietet sich an, bei dieser Gelegenheit auch gleich seine Prozesse hinsichtlich der Patientensicherheit mit in den Blick zu nehmen. Insofern kann der Wille von Betriebsleitungen (und auch Ärzte in Einzelpraxen zählen darunter) zu einer sinnvollen, an die jeweiligen Umstände angepassten Digitalisierung auch gleich die Patientensicherheit verbessern. Das APS jedenfalls wirbt dafür, diese beiden Entwicklungen miteinander zu verzahnen und dies auch in der Führungskultur zum Ausdruck zu bringen. So verstanden und umgesetzt ist man im APS davon überzeugt, dass die Chancen der Digitalisierung die Risiken für die Patientensicherheit überwiegen – man muss es jedoch aktiv gestalten.

7.4 Fazit: Überwindung der Hemmnisse für eine Digitalisierung im Interesse der Patienten(-sicherheit)

Warum tun sich die Institutionen des deutschen Gesundheitswesens so schwer bei der Umsetzung der Digitalisierung? Warum sprechen Ärztinnen und Ärzte eher vom Schreckgespenst des „Dr. Google" als die Chancen hinsichtlich der Steigerung der Patientensicherheit und der Verbesserung der Versorgungsprozesse zu sehen? Letztlich kann man hier nur Mutmaßungen anstellen.

Eine erste Mutmaßung betrifft die wissenschaftliche Methodik: Wie bereits dargelegt ist die Digitalisierung eine, in der Sprache des APS-Weißbuchs Patientensicherheit ausgedrückt „komplexe Mehrfachintervention" (Schrappe 2018). Ja man muss davon ausgehen, dass jede der im zweiten Kapitel dargelegten Entwicklungen in sich bereits hochkomplex ist, auch wenn einzelne Anwendungen diese Eigenschaft nicht aufweisen. Komplexe Veränderungen in organisatorischen Settings entziehen sich der Überprüfung in kontrollierten, randomisierten Studien. Diese verfolgen jedoch einen Zweck, nämlich Intuition von messbaren Tatsachen zu unterscheiden und so verlässliches Wissen zu generieren und Patienten zu schützen. Noch fehlt eine Methode, um bei komplexen Mehrfachinterventionen oder überhaupt organisatorischen Innovationen eine vergleichbar sichere wissenschaftliche Erkenntnis zu ermöglichen oder zumindest, um fatale Fehlentwicklungen frühzeitig und verlässlich zu detektieren. Aus diesem Mangel erkenntnistheoretischer Instrumente kann Misstrauen, ja Ablehnung resultieren.

Eine zweite Mutmaßung betrifft den erheblichen Aufwand, den die Umsetzung von Digitalisierung und Patientensicherheit gleichermaßen (optimalerweise integriert) erfordert. Es müssen jeweils einrichtungsindividuelle Anforderungsanalysen erstellt werden und die bestehenden Produkte auf die jeweiligen Bedingungen angepasst werden, nur dann bieten digitale Lösungen tatsächlich das Potential für Verbesserungen. In einem Gesundheitssystem, das mittels ökonomischen Druckes daraufhin ausgerichtet wurde, mit knappen Ressourcen maximalen Output zu erzeugen, haben die Einrichtungen verständlicherweise auch nicht die Zeit, sich mit der Hebung von Verbesserungspotential zu beschäftigen, das sich nicht unmittelbar auszahlt. So steckt das Gesundheitssystem in einem (bekannten)

Paradox: Ein System, das zu jedem Zeitpunkt seine Ressourcen optimal nutzt, kann doch einem anderen unterlegen sein, das dies zu keinem Zeitpunkt tut – weil letzteres die Möglichkeit zur Investition in Veränderungen hat.

Neue Anforderungen an Ausbildung

Die dritte Vermutung ist eher eine psychologische: In der Ausbildung von Medizinerinnen und Medizinern herrschen heute noch Strukturen und vor allem Lehrinhalte vor, die nicht auf die Möglichkeiten und Anforderungen des modernen, ja digitalisierten Medizinbetriebs ausgerichtet sind. Schon lange wird beklagt, dass angehende Ärztinnen und Ärzte zu wenig Kenntnisse in Statistik und Methodik haben, um mit der evidenzbasierten Medizin Schritt halten zu können. Nun bringt die Digitalisierung den nächsten Schritt, bevor der vorhergehende wirklich in die Fakultäten Einzug gehalten hat: Expertensysteme haben längst den Ansatz in Frage gestellt, möglichst viel Faktenwissen in den Köpfen der Studierenden zu verankern. Es geht mittlerweile aber um andere Anforderungen: gute Kommunikation, Umgang mit digitalen Möglichkeiten, Verständnis von Studien, sichere Gestaltung der Patientenversorgung, um nur einige zu nennen.

Und ein vierter möglicher Hintergrund ist die Angst vor Transparenz. Die Digitalisierung bspw. in Form einer ePA ermöglicht dem Patienten, aber auch Krankenkassen sowie anderen Leistungsanbietern, Einsicht in das Handeln der jeweiligen am Behandlungsprozess Beteiligten zu nehmen. Der Widerstand gegen ein Projekt scheint im Gesundheitswesen proportional zur damit verbundenen Transparenz anzusteigen.

Hemmnisse, die einer intelligenten Verknüpfung von Digitalisierung und Patientensicherheit entgegenstehen, sind gegeben und auch nachvollziehbar. Einige sind leichter überwindbar als andere. Das ist aber kein Grund, die Verfolgung dieses Ziels einzustellen, denn, wie dargelegt, besteht erheblicher Bedarf und Verbesserungspotential. Und eines ist sicher: Wir können als Gesellschaft nicht hinter die Digitalisierung zurücktreten oder sie an der Ausbreitung im Gesundheitswesen hindern, so wenig wie wir die Ausbreitung des Feuers oder des Dynamits – trotz aller Herausforderungen und Gefahren – haben einschränken können und wollen. Deshalb bleibt nur, sich dafür einzusetzen, dass die segensreichen Auswirkungen, die zweifellos möglich sind, zum Tragen kommen und nicht die Gefahren. Hierfür setzt sich das APS zusammen mit seinen Mitgliedern, Freunden und Förderern ein, so wie viele andere im Gesundheitswesen auch.

7.5   Literaturverzeichnis

Schrappe, M. (2018): APS-Weißbuch Patientensicherheit, Berlin: Medizinisch Wissenschaftliche Verlagsgesellschaft.

Wikipedia (12.12.2018): „Emergenz", zitiert nach: https://de.wikipedia.org/wiki/Emergenz.

8. Gestalten statt Erleiden – Wie wir gemeinsam die digitale Veränderung kreieren

Christian Rebernik

Die Kooperation von etablierten Institutionen im Gesundheitssektor und innovativen, jungen Start-ups bietet das Potenzial, die Digitalisierung der Gesundheit gemeinsam produktiv zu gestalten, anstatt sie bloß passiv zu erleiden. Denn klar ist: Die Frage nach der Disruption des Gesundheitssektors ist längst keine mehr des „Ob", sondern eine des „Wann".

8.1 Arrangieren wir uns mit Schumpeter

1942 hat der Ökonom Joseph Schumpeter den Begriff der *schöpferischen Zerstörung* geprägt. Dieser besagt, dass jeglicher Weiterentwicklung innerhalb wirtschaftlicher Rahmenbedingungen notwendigerweise der Prozess der kreativen Zerstörung des Vorhandenen vorangeht. Innovation und neu kombinierte Faktoren verändern und verdrängen alte Strukturen, um fortan neu und besser wirken zu können. Nur so kann Fortschritt entstehen. Dabei handelt es sich um einen Mutationsprozess, der wirtschaftliche Strukturen, wie Schumpeter schreibt, „von innen heraus"[37] revolutioniert. Dieser Prozess tritt stets in Schüben auf, zwischen denen Phasen der verhältnismäßigen Ruhe liegen.

Diese Erkenntnisse halten bis heute stand. Ein Verständnis für diese Zusammenhänge ist essenziell, um Innovation zu einem Gelingen zu führen und die potenziell transformative Kraft produktiv für sich zu nutzen, anstatt sich ihr gegenüber zu sehen.

Gedanklich ist dieses Verständnis sehr nahe an dem heute allgegenwärtigen Begriff der *Disruption*, wie sich zeigt. So beschreibt Disruption wiederum Technologien und Herangehensweisen, die Bestehendes weiterentwickeln, erfolgreich infrage stellen oder gar gänzlich ersetzen. Für die Disruption spielt es dabei keinerlei Rolle, ob man es sich im Status quo bereits allzu bequem eingerichtet hat.

Schumpeter sah in der Kraft der schöpferischen Zerstörung ein wesentliches Faktum für – dies durchaus wohlmeinend – kapitalistische Gesellschaften und wirtschaftliche Strukturen. Was aber hat dieser ökonomie-philosophische Exkurs mit einem für die Zukunft tragfähigen Verständnis für die Digitalisierung des Gesundheitswesens zu tun?

- So Einiges! Dazu im Folgenden mehr.

---

37 Joseph Schumpeter: Theorie der wirtschaftlichen Entwicklung. Berlin 1912, S. 157.

Und: Handelt es sich dabei um eine Bedrohung, vor der man sich fürchten muss?

- Ja, auf jeden Fall – wenn man vor Veränderung Angst hat.

- Nein, keineswegs – wenn man Veränderung proaktiv annimmt und lernt richtig damit umzugehen, kann man davon erheblich profitieren!

Dafür, wie man lernt sich erfolgreich mit Disruption zu arrangieren und sie für sich zu nutzen, sind Start-ups eine überaus wertvolle Quelle. Denn Start-ups sind es gewohnt, Veränderung zu nutzen und darauf aufzubauen. Die besonders erfolgreichen davon wissen auch ziemlich genau, worum es in dieser neuen Welt geht und was es dafür benötigt. Innovation ist bereits von Beginn an fest in der Start-up-DNA verankert. Dieses Selbstverständnis von kontinuierlicher Innovation und das einschlägige Know-how erhöhen Erfolgsaussichten in Phasen der Veränderung erheblich.

Kooperiert also nun ein etablierter Akteur im Gesundheitswesen mit einem Start-up, können beide einerseits profundes Fach- und Erfahrungswissen mit Innovations- und Disruptions-Know-how andererseits kombinieren. Diese Kombination schafft eine bestechende Vielfalt neuer Möglichkeiten. Das größte Potenzial derartiger Kooperationen liegt wohl darin, der schöpferischen Zerstörung ein Schnippchen zu schlagen, indem man deren Momentum für sich nutzbar macht. Letztlich geht es darum, gemeinsam die disruptive Veränderung aktiv zu gestalten.

8.2   Veränderung gestalten

Im deutschen Gesundheitswesen hat die disruptive Veränderung verhältnismäßig spät an Fahrt aufgenommen. Dies liegt sicherlich nicht zuletzt an einem lange gut funktionierenden, sozial ausgewogenen System und dem hohem Leistungsniveau, aber auch an dem hohen Grad der Regulierung. Währenddessen haben sich andere Sektoren aber schon nahezu komplett durchdigitalisiert. Die Menschen in Deutschland sind mittlerweile also längst aus anderen Bereichen ein neues Level an Convenience und Nutzerzentrierung gewohnt. In der Folge fordern immer mehr so einfache Lösungen auch für ihr persönliches Gesundheitsmanagement auf dem Smartphone, wie sie diese etwa bereits beim Banking längst zu schätzen gelernt haben.

Das kombinierte Know-how aus etabliert und innovativ schafft die beste Ausgangslage, um zeitgemäße, nutzerorientierte Angebote zu schaffen. Diese Angebote vereinen zudem Nutzerzentrierung und Effizienzanspruch des Anbieters. Gut gemacht, unterstützen sich diese beiden Aspekte wechselseitig.

8.2.1 Anderswo ist man schon weiter

Europaweit ist sich die überwiegende Mehrheit der Bürgerinnen und Bürger einig: 93 Prozent finden, sie sollten in der Lage sein ihre eigenen Gesundheitsdaten zu verwalten. 83 Prozent sehen im Austausch von Gesundheitsdaten Vorteile für Behandlung, Diagnose und Prävention[38]. Die Menschen wollen also verständlicherweise mehr Information und Empowerment ihre eigene Gesundheit betreffend.

Gleichzeitig belegt Deutschland in einer Ende 2018 veröffentlichten Vergleichsstudie zum sogenannten Digital-Health-Index[39] lediglich Rang 16 von 17 untersuchten Ländern. Lediglich Polen findet sich noch hinter der Bundesrepublik. Zweifellos besteht also noch Luft nach oben, was im internationalen Vergleich umso deutlicher wird.

Spitzenreiter in der Studie ist Digitalisierungs-Musterland Estland. 99 Prozent der Esten verfügen über eine digitale Gesundheitsakte. 100 Prozent der Abrechnungen im Bereich Healthcare erfolgen bereits elektronisch, 99 Prozent der Verschreibungen ebenfalls:

Estonia's healthcare system has been revolutionized by innovative e-solutions. Patients and doctors, not to mention hospitals and the government, benefit from the convenient access and savings that e-services have delivered.

Each person in Estonia that has visited a doctor has an online e-Health record that can be tracked. Identified by the electronic ID-card, the health information is kept completely secure and at the same time accessible to authorised individuals. KSI Blockchain technology is being used for the system to ensure data integrity and mitigate internal threats to the data.[40]

Unter den weiteren Ländern, die Deutschland hier aktuell noch mehrere Schritte voraus sind, finden sich unter anderem Spanien, Portugal, Österreich, Italien oder Frankreich. Besonders großen Aufholbedarf hat die Bundesrepublik im Bereich der tatsächlichen Datennutzung. Der Indexwert hierfür liegt bei 15,8 (von 100).

Der Bedarf an entsprechenden Lösungen ist also kaum zu übersehen. Die logische Antwort ist Möglichkeiten für Nutzer zu schaffen, die ihrem Lebensstil entsprechen oder sogar weiter gedacht: deren Lebensstil die Qualität der Lösung positiv beeinflusst. Das heißt heute zwangsläufig: digital. Noch besser: via Smartphone.

Der Medizinprofessor und Fachmann für Gesundheitsdaten Erwin Böttinger stellte in diesem Zusammenhang in einem Interview fest:

---

38 European Commission Synopsis Report on Transformation Health and Care in the Digital Single Market 2018.

39 Bertelsmann Stiftung (Hrsg.): SmartHealthSystems. Digitalisierungsstrategien im internationalen Vergleich, 2018.

40 https://e-estonia.com/solutions/healthcare/e-health-record/ (zuletzt abgerufen am 12.12.2018)

(...) mit Daten aus Ihrem alltäglichen Leben können wir heraus-finden, wie hoch Ihr Stresslevel ist, ob Sie richtig am Schreibtisch sitzen und ob Sie etwas gegen Ihren Bluthochdruck unternehmen sollten. Wenn wir da früh genug einschreiten, etwa durch einen Warnhinweis aufs Smartphone oder eine Erinnerung an die Medika-menteneinnahme, können wir Sie vielleicht vor einem Schlaganfall oder Herzversagen bewahren. Das ist viel besser, als Sie später mit Blaulicht in die Notaufnahme zu bringen.[41]

Dabei hat Deutschland durchaus gute Voraussetzungen, etwa die elektronische Gesundheitsakte zur nutzerzentriertesten im interna-tionalen Vergleich zu machen. Einerseits sind die Datenschutzan-sprüche in Deutschland besonders hoch. Dies kann im Vergleich mit anderen Ländern zwar an manchen Stellen dafür sorgen, dass Lösungen noch penibler überlegt sein müssen. Andererseits dient dieser hohe Anspruch aber zweifellos dem Wohle des Nutzers.

Auf dieser Basis und motiviert von dem ehrlichen Willen, den Men-schen selbst ins Zentrum seiner medizinischen Daten zu stellen, besteht dennoch – oder vielleicht gerade deshalb – das Potenzial, in Deutschland tatsächlich den (höchsten) Standard zu setzen. Mehr Zeit sollten wir dabei allerdings nicht mehr verlieren.

8.2.2 Von anderen Branchen lernen

Veränderung aktiv zu gestalten ist immer der erfolgversprechendere Weg, als sich ihr fügen zu müssen. Die Ursache liegt auf der Hand: Man sitzt mit am Steuer und bestimmt mit, wohin der Weg geht. Das zeigt ein Blick in andere Branchen, bei der digitale Transfor-mationsprozess schon weiter gediehen ist. Natürlich tut auch das Gesundheitswesen gut daran, die Rolle des aktiven Gestalters der Rahmenbedingungen, in denen wir uns zukünftig bewegen wollen, jener des passiven, aber nichtsdestotrotz davon betroffenen, Zu-schauers vorzuziehen.

Dafür benötigt es frischen Wind, neue Ideen und interdisziplinäre Ansätze. Der Mensch muss im Zentrum stehen, das ist die *Conditio sine qua non*. Häufig ist heute die Rede von *User Centricity*, was im Ursprung aber genau das gleiche meint. Gerade hier kann das deutsche Gesundheitswesen Erkenntnisse anderer Branchen für sich nutzen.

Und gerade die Start-ups sind es, die das Entwickeln von Nutzerer-lebnissen und deren Potenzial als Erfolgsfaktor längst identifiziert haben. Warum also nicht die beispielsweise in den Bereichen Ban-king oder Unterhaltung längst erprobten Learnings nutzen und für den Gesundheitsbereich weiterentwickeln?

---

41 Frankfurter Allgemeine Sonntagszeitung: Bald misst das Handy die Herztöne, 26. August 2018.

8.3   Die Nachfrage ist da – machen wir ein Angebot

Die Nachfrage nach gut gemachter Digitalisierung im Gesundheitswesen ist da. Teils ist sie noch implizit, aber an immer mehr Punkten tritt sie ganz offen zu Tage. So liefert eine Forsa-Umfrage[42] folgende spannende Erkenntnisse:

69 Prozent der Bundesbürger wissen ihren nächsten Impftermin nicht. 56 Prozent müssen regelmäßig Medikamente einnehmen, knapp jeder Zweite davon weiß dabei nicht so genau über die Wechselwirkungen Bescheid. Weniger als die Hälfte der Deutschen trägt Informationen für den Notfall (z. B. Notfallkontakt, Blutgruppe, Allergien oder Vorerkrankungen) mit sich. Ein Viertel bewahrt seine medizinischen Daten oder Dokumente noch nicht gesammelt an einem Ort auf – und wenn, sind sie vermutlich unvollständig, denn 49 Prozent haben ihren Arzt noch nie gefragt, ob sie ihre Untersuchungsergebnisse erhalten könnten.

Dabei liegen die Lösungen für jeden dieser Punkte heute auf der Hand: digitaler Impfpass, Medikationsplan mit automatischer Wechselwirkungsanzeige, der digitale Notfallpass, die elektronische Gesundheitsakte, Termin-Reminder für empfohlene Vorsorgeuntersuchungen oder elektronische Anforderung und Übermittlung von medizinischen Dokumenten. All das kann *Vivy* heute bereits leisten und den Menschen direkt auf ihren Smartphones, dem Vademecum des 21. Jahrhunderts, verfügbar machen.

Digitaler Medikationsplan, Übermittlung von medizinischen Daten: Das und viel mehr kann Vivy bereits heute

Immer mehr institutionelle Teilnehmer des Gesundheitsökosystems erkennen diesen Bedarf selbst. So schrieb die Kassenärztliche Vereinigung Hessen im November 2018 an ihre Mitglieder:

Aus der gesellschaftlichen Veränderung der immer weiter fortschreitenden Digitalisierung entstehen hier Bedarfe für unsere Praxen, auf die wir Antworten finden müssen. Hier ist es ausnahmsweise mal nicht der Gesetzgeber, der Einfluss nimmt, sondern es sind die Krankenkassen, die mit ihren Angeboten auf den Bedarf einer digitalisierungsaffinen Klientel reagieren. Dies wird einen Einfluss auf unsere Praxisabläufe haben und dieser dürfte sich in den nächsten Jahren verstärken.[43]

Die Feststellung ist richtig und diese Entwicklung ist eine gute zum Wohle des Menschen – wenn wir sie dazu machen! Das aber wiederum liegt an uns gemeinsam und ist durch Verweigerung der Weiterentwicklung des Gesundheitssystems mit Sicherheit nicht zu bewerkstelligen.

---

42 Forsa-Umfrage „Gesundheitswesen und Einstellung zur Einführung der elektronischen Gesundheitsakte", August 2018.
43 https://www.kvhessen.de/publikationen/elektronische-gesundheitsakten-als-app/

8.4   Zahlen, bitte!

Zum Schluss bietet es sich an, nochmals Professor Böttinger zu zitieren:

(...) Da ist Deutschland weit ins Hintertreffen geraten. Es geht darum, die konventionell in Krankenhaus, Arztpraxis oder Reha erhobenen Daten elektronisch zu erfassen und austauschbar zu machen. Das wird anderswo längst praktiziert. Die wahre Disruption im Gesundheitssystem wird kommen, wenn wir dank der Daten aus dem Alltag nicht mehr bloß Kranke behandeln, sondern Gesunde vor Krankheiten bewahren können.[44]

2016 hat die OECD erhoben, dass Deutsche durchschnittlich zehn Mal im Jahr eine Ärztin oder einen Arzt konsultieren. In der Praxis bedeutet das meist: Auch zehn Mal tatsächlich zum Arzt in die Praxis zu kommen, inklusive Terminvereinbarung, voller Wartezimmer, administrativer Vor- und Nachbereitung durch Medizinische Fachangestellte, kurzfristig nicht vorhandene, aber für die Diagnose notwendige, medizinische Unterlagen und letztlich häufig weniger verfügbarer Zeit für das eigentliche Gespräch mit jedem einzelnen Patienten, als es wünschenswert wäre. Das geht einfacher. Und vor allem: Das geht besser. Für alle Beteiligten.

Eine Verbesserung hier hätte natürlich auch wirtschaftlich erfreuliche Auswirkungen, etwa durch geringeren administrativen Aufwand und mehr Zeit für das Wesentliche. Eine aktuelle Studie zeigt, dass in Deutschland hierin ein Potenzial von 34 Milliarden Euro pro Jahr schlummert, das durch digitale Technologien gehoben werden kann.[45]

Dafür müssen wir an manchen Stellen gemeinsam aus der Komfortzone. Aber wie heißt es im Englischen so schön: *Get out of your comfort zone: That's where the magic happens!*

---

44 Frankfurter Allgemeine Sonntagszeitung: Bald misst das Handy die Herztöne, 26. August 2018.

45 McKinsey-Studie „Digitalisierung im Gesundheitswesen: die Chancen für Deutschland", 2018.

9. Der digitale Gesundheitsmarkt: Status Quo und Entwicklung

Dr. Alexander Schachinger

In diesem Kapitel werden verdichtet die übergeordneten Marktentwicklungen für webbasierte Gesundheits- und Versorgungsanwendungen für den deutschsprachigen Raum beschrieben. Es geht also primär um Anwendungen, welche

- in der Regel auf handelsüblichen internetfähigen Consumer Electronics Geräten (also Smartphones, Tablets, Laptops, Spielekonsolen, Smart-TV, Wearables u. Ä.) frei verfügbar sind,

- über einen Browser oder über gängige App-Stores verwendet werden können sowie

- in der Regel vom Nutzer freiwillig verwendet, aber auch in ersten Anfängen von seinen Behandlern empfohlen werden.

Die in diesem Kapitel verwendeten Daten und Quellen basieren auf den seit 2014 jährlich durchgeführten Marktbeobachtungen des Autors[46]. In den ersten Kapitelabschnitten werden übergeordnete Entwicklungen beschrieben, welche mit konkreten Beispielen im darauffolgenden Abschnitt ergänzt werden. Zum Abschluss folgen ein Fazit und ein Prognoseversuch.

9.1 Übergeordnete Entwicklungen

Apps konsolidieren und profilieren sich

Die Anwendungsmöglichkeiten von Apps für Prävention und insbesondere auch im Kontext der Versorgung haben in den vergangenen Jahren enorm an Tiefe gewonnen. Anwendungsarten verschmelzen untereinander (Bsp.: Coaching, Tracking, Chatbots als Teil einer Gesamtlösung) und bieten für breitere wie auch spezifischere Zielgruppen digitale Versorgungslösungen an (z. B. digitale Nachsorge oder Therapeuten-Chats direkt nach der Klinikentlassung). Diagnostik und Sensorik können in diversen Szenarien ohne zusätzliche Hardware zunehmend direkt von einem Smartphone übernommen werden. Die Online-Videosprechstunde sowie neue Formen von Chatbots werden einzeln oder kombiniert in der Versorgung eingesetzt. Ein Chatbot-Pilot in England (Babylon Health und NHS) zeigte beispielsweise massive und auch nicht immer erwünschte Auswirkungen auf die Patientenströme in der Testregion London[47]. Vereinfacht

---

46 Siehe exemplarisch: www.dgm-report.de (Abruf: 15.12.2018).
47 The Economist: Ausgabe Februar 2018: „An app a day: The London GP clinic that took on 14,000 new patients in three months. Online: https://www.economist.com/britain/2018/02/17/the-london-gp-clinic-that-took-on-14000-new-patients-in-three-months (Abruf: 14.12.2018).

dargestellt sind sechs Angebotsformen derzeit am deutlichsten be-obachtbar:

1. Coaching-Anwendungen: Strukturierte multimediale Inhalte, die am Beispiel Mental Health in der Regel auf einem evaluierten Modell der Verhaltensänderung fundieren (bspw. kognitive Verhaltenstherapie). Zielgruppen und Themen sind sehr vielfältig: Burnoutprävention, Schwangerschaft, Depressionen, Krankheitsbewältigung chronischer Volkserkrankungen, Hilfestellung für pflegende Angehörige u. v. w.

2. Online-Konsultation: Nicht nur die Online-Videosprechstunde mit einem Arzt, sondern auch webbasierte Konsultationen von und mit Fachleuten aus anderen medizinischen Berufen kommen verstärkt auf den Markt. Dabei ist das Format nicht immer nur die Live-Videoübertragung, sondern kann auch ein synchroner oder asynchroner Chat mit ambulantem oder stationärem Fachpersonal sein (beispielsweise die Anwendungen appzumdoc.de, ego-pulse.com, medzapp.net oder vimedi.de).

3. Tracking-Apps unter Verwendung von acht bis zwölf im Smartphone standardmäßig verbauten Sensoren oder gesonderter Sensorikhardware zur Prävention und Therapiebegleitung: Apps und Szenarien in diesem Segment nehmen an Vielfalt zu. Sie begannen mit der Schrittzählung und Pulsmessung (bspw. vom Hersteller fitbit) und bieten aktuell schon emotionale Zustandsmessung über elektromagnetische Hautwiderstandsmessung oder ein Wearable zur EEG Messung an[48]. Trotz aller hohen Erwartungen in den Fachmedien, haben derzeit lediglich circa sechs bis sieben von hundert Bürgern in Deutschland einen Fitnesstracker[49].

4. Chatbots (Chatbot-Software basierend auf künstlicher Intelligenz (KI, engl. AI): Ada Health mit Firmensitz in Berlin oder Babylon Health (London) sind die beiden häufig zitierten Beispiele für dieses Produktsegment. Mit mehreren Millionen Downloads innerhalb weniger Monate hat diese Anwendungsform schnell eine erste relevante Nutzermasse erreicht.

5. Die Online-Gesundheitsakte: Der webbasierte Zugriff für Patienten auf deren Behandlungsdaten ist derzeit eines der in der Fachpresse am häufigsten diskutierten Themen. Neben dem GKV/PKV-Verbund um Vivy und der Aktenlösung der AOK Nordost sowie der TK, gibt es noch weitere Anbieter am Markt.

6. Digitale/mobile Diagnostik: Das Assessment oder die Diagnostik durch manuelle Eingabe in einer App (z. B. Ada-Health), per

---

48 MobiHealthNews am 23.05.2018: With new approval, MemoryMD preparing to distribute its wearable EEG system, online: https://www.mobihealthnews.com/content/new-approval-memorymd-preparing-distribute-its-wearable-eeg-system (Abruf: 15.12.2018).

49 Siehe exemplarisch die jährlich stattfindende, breit angelegte Markt-Media-Studie Best4Planning, online: gik.media/best-4-planning/.

Smartphone-Sensorik oder in der Kombination aus Smartphone und zusätzlicher Hardware entwickelt sich aus einer Marktnische heraus in die Breite. Beispiele sind die Herzrhythmusdiagnostik per Smartphone vom deutschen Startup Preventicus oder ein Spirometrie-Wearable, mit dem ein Lungenfunktionstest zu Hause per Smartphone durchgeführt werden kann (NuvoAir aus Schweden). Diese hier exemplarisch aufgeführten Angebote können frei käuflich erworben werden. Das am stärksten breitenwirksame Produkt ist in diesem Zusammenhang sicherlich die Apple Watch 4, mit der sich ein einfaches EKG (Zulassung bislang nur in den USA) erstellen lässt.

Evolution der Vertriebskanäle

Eine derzeit spannende Marktentwicklung: Die Werbe- und Vertriebskanäle für digitale Gesundheitsanwendungen wachsen aus dem Internet über die traditionellen Massenmedien in ersten Schritten in die medizinischen Versorgungsstrukturen vor Ort hinein. Die Mehrheit der Bürger und Patienten sucht sich zwar noch Apps im Netz, ohne deren Qualität sicher einschätzen zu können. Besser wäre es, wenn sie sie die passende „App" verknüpft mit ihrer Behandlung von ambulanten oder stationären Versorgern erhalten. Dafür gibt es erste Szenarien (beispielsweise die Medikamenten-App MyTherapy oder das Nachsorge-Online-Programm Caspar Health). Orientierung geben auch die Krankenkassen in ihren Mitgliederzeitschriften oder auf ihren Websites. Im Gegensatz zu Deutschland sind in einigen EU-Ländern Gesundheits-Apps schon in Apotheken erhältlich (beispielsweise der Antibiotika-Coach der toppharm AG Apotheken in der Schweiz: www.toppharm.ch/antibiotika-coach).

Evidenz und Nutzennachweis

Seit dem Jahr 2000 nimmt die Anzahl der globalen Publikationen mit einem Nutzennachweis für digitale Interventionen langsam, aber stetig zu. Sie zeigen ebenso eine Art Best Practice in der Planung und Anwendung auf. In Abbildung 39 werden drei Wirkungsaspekte exemplarisch zitiert.

Abbildung 39:   Drei exemplarische Erfolgskriterien zur Wirkung von digitalen Interventionen

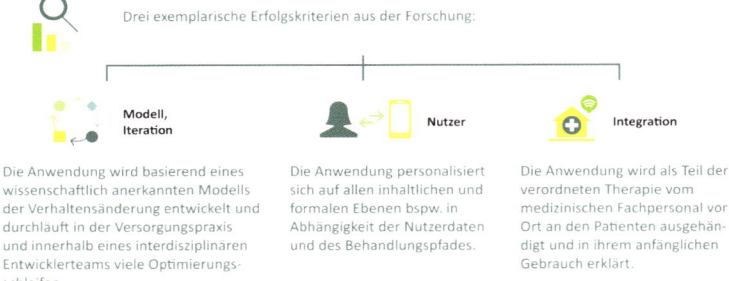

Quelle: DGM Report: Evidenz und Nutzennachweis 2017, EPatient RSD GmbH

Entstehung von Geschäftsmodellen

Trotz hoher Erwartungen an digitale Lösungen in der Medizin ist eine nachhaltige Finanzierung von digitalen Gesundheitsanwendungen auch künftig noch weitgehend ungelöst. Trotzdem entwickeln sich, vereinfacht dargestellt, derzeit drei Modelle: 1. Patienten tragen die Kosten selbst, 2. Krankenversicherungen oder 3. Versorgungseinrichtungen aus dem ambulanten und klinischen Sektor stellen die Anwendungen zur Verfügung. Abbildung 40 stellt dies verdichtet dar.

Abbildung 40:   Drei der wichtigsten Geschäftsmodelle/Umsatzströme auf dem Markt (vereinfachte Darstellung)

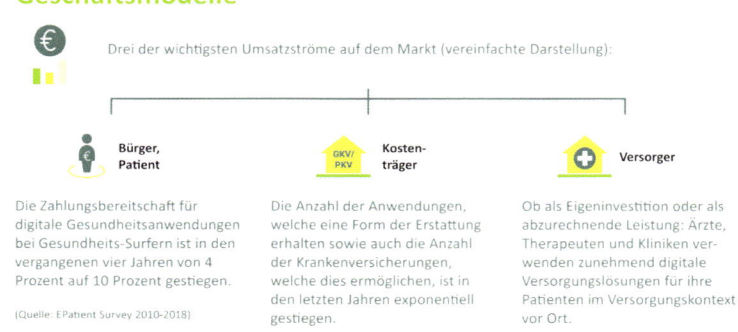

Quelle: DGM Report: Evidenz und Nutzennachweis 2017, EPatient RSD GmbH

9.2   Beispiele aus dem Markt

Fünf exemplarische Beispiele für digitale Versorgungslösungen werden im Folgenden detaillierter beschrieben. Ziel dieser Darstellungen ist es, eine Vorstellung zu erhalten, wie genau das konkrete Anwendungsszenario aussieht.

Caspar Health: Online-Coaching nach Klinik-OP

Digitales Versorgungsszenario:

Caspar Health ist eine Online-Therapieplattform für Physio-, Ergo-, Sporttherapie, Logopädie, Ernährungsberatung und Psychologie nach dem Aufenthalt in einer Rehabilitationsklinik zur Nachsorge. Der Patient erhält den Zugang zu Caspar von seinem ambulanten oder stationären Versorger. Die Plattform ermöglicht die Erstellung von individuellen Übungseinheiten, die Therapiekommunikation und -koordination zwischen Arzt und Patient. Es werden 65 Standard-Therapiepläne und insgesamt knapp 1000 Inhalte aus den Bereichen Orthopädie, Kardiologie, Neurologie, Onkologie, Psychosomatik und berufsgruppenorientierte Prävention abgedeckt. Caspar Health kann von den Kliniken als Leistung im Rahmen der KTL-Klassifikation abgerechnet werden (Klassifikation therapeutischer Leistungen).

Produkt, Markt, Aktuelles:

- CE-zertifiziertes Medizinprodukt der Klasse I
- 85–90 Kliniken als Kunden (Stand Okt. 2018)
- Outcome-Evaluationsstudie geplant ab 2019
- Info: caspar-health.com

Deprexis24: Evidenzbasierte Online-Therapie

Digitales Versorgungsszenario:

Das in mehreren klinischen Studien evaluierte Online-Therapieprogramm kann der Nutzer entweder eingeschränkt selbst online nutzen bzw. als Selbstzahler kaufen, sofern er eine entsprechende Diagnose hat, oder der Therapeut/Arzt kann es verordnen. Diverse GKVen/PKVen erstatten Deprexis24. Es handelt sich um eine Therapieunterstützung, basierend auf Methoden der kognitiven Verhaltenstherapie, mit dem Ziel, negative Denkmuster zu erkennen und neue Verhaltensweisen zu erlernen und in den Alltag zu integrieren. Der Patient wird durch E-Mail- und/oder SMS-Kontakt von seinem Therapeuten begleitet.

Produkt, Markt, Aktuelles:

- CE-zertifiziertes Medizinprodukt
- Der Einsatz von Deprexis24 reduziert, laut einer randomisierten-kontrollierten Studie, die GKV-Therapiekosten[50]
- Info: deprexis24.de

---

50 Siehe das Evaluationsprojekt der Universität Bielefeld, online unter: https://www. uni-bielefeld.de/gesundhw/ag5/Projekte/deprexis (Abruf: 17.12.2018).

Abbildung 41: Visueller Eindruck von Deprexis24

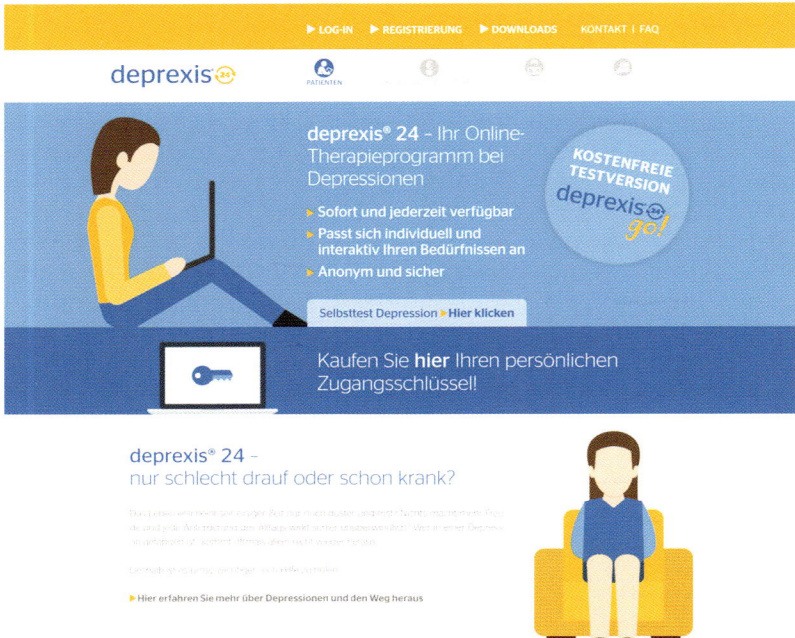

Quelle: EPatient RSD GmbH, mit freundlicher Genehmigung von Servier Deutschland GmbH

EgoPulse: Messenger-App für die Arztpraxis

Digitales Versorgungsszenario:

Grundfunktionen der Anwendung: Einnahme-Erinnerungsfunktion,
Messenger-Dienst für direkte Nachfrage zur verordneten Therapie,
zurückliegenden Befunden oder aktuellen Symptomen, Rückmel-
dungsfunktion zur Medikamentenverträglichkeit. Hausärzte können
den Medikationsplan ihren Patienten über die App digital zur Verfügung stellen. Medikamente, die von anderen Fachärzten, Apothe-
kern oder im Krankenhaus verordnet wurden, können durch das
Scannen des Barcodes auf der Verpackung automatisch in den Medikationsplan eingefügt werden (Funktion in Planung).

Weitere Funktionen: elektronische Anfrage von Folgerezepten und
Arbeitsunfähigkeitsbescheinigungen. App-basierte ganzheitliche
Versorgungskonzepte sind in Planung.

Produkt, Markt, Aktuelles:

- Projektpartner ist der Deutsche Hausärzteverband e.V. sowie die
  GWQ ServicePlus AG, laut gemeinsamer Pressemitteilung vom
  28.9.2018

- Info: egopulse.de

Abbildung 42:   Visueller Eindruck von Ego-Pulse

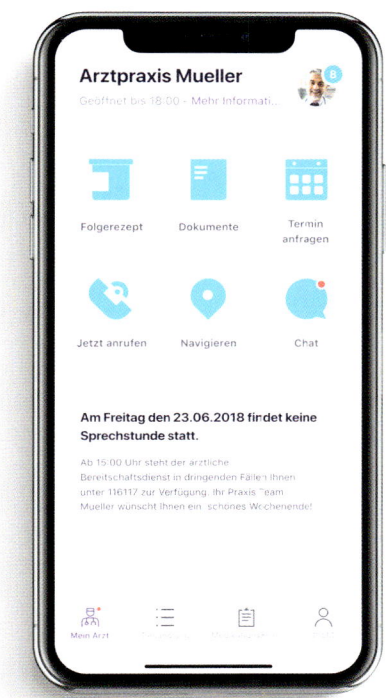

Quelle: EPatient RSD GmbH, mit freundlicher Genehmigung von egopulse Deutsch-land GmbH

MediPee: Urintest für zu Hause

Digitales Versorgungsszenario:

Ein Messgerät, das an die Toilette angebracht wird, analysiert den Urin und stellt die Ergebnisse digital in der App dar. Die Technologie besteht aus einem Gerät und anwenderspezifischen Test-Patronen. Das faustgroße Messgerät wird – ähnlich wie ein Duftstein – am oberen Rand der Toilette angebracht. Allerdings befindet sich im Gegensatz dazu der wesentliche Teil an der Außenseite der Toilette. Sobald das Gerät Urinfluss detektiert, erfolgt die automatische Messung in wenigen Sekunden. Die Ergebnisse werden an die App gesendet und in einem Verlaufsdiagramm visualisiert.

Folgende Werte/Indikationen können mit MediPee prinzipiell ge-messen werden: alle Standardurinparameter (Glucose, Blut im Urin, Nitrit, Keton, pH-Wert etc.), Ovulation, Schwangerschaft, Drogen-konsum.

Produkt, Markt, Aktuelles:

- Juni 2017: Mehrere erfolgreiche Finanzierungsrunden

- Markteintritt: Ende 2019 geplant

- Info: medipee.com

MyTherapy: App für die Medikamentenadhärenz

Digitales Versorgungsszenario:

Die App unterstützt alle verfügbaren Medikamente und ermöglicht die Erfassung der Medikamente sowie des Medikationsplans per Scancode. Zur Medikamenten-Adhärenz wird durch Erinnerung und Motivation zur Einhaltung der Therapie beigetragen. Die integrierte Tagebuch-Dokumentation erfasst eingegebene Vitalwerte wie: Blutdruck, Gewicht, Blutzucker. Im Rahmen des Vertriebsmodells wird MyTherapy über den Arzt an den Patienten im Kontext seiner Medikamentenverordnung vertrieben. Der Arzt hat ein browserbasiertes Backend und kann den Adhärenz- und Werteverlauf einsehen.

Weil die App über die Arztpraxis an den Patienten vergeben wird, hat sie höhere Chancen, genutzt zu werden und zu wirken. Das belegen aktuelle Studien zu Abbruchfaktoren in der Appnutzung bei Patienten.

Produkt, Markt, Aktuelles:

- Über 0,6 Mio. Downloads in gängigen App-Stores

- Marktführer im deutschsprachigen Raum für Medikamentenbegleit-Apps

- Info: mytherapyapp.com

Abbildung 43: Nutzungssituation der MyTherapy App

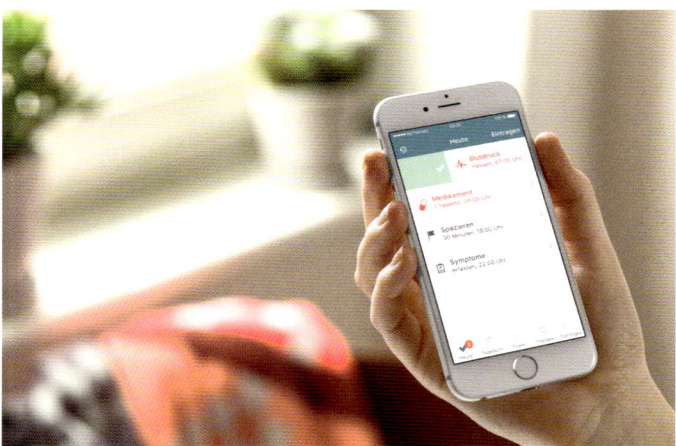

Quelle: smartpatient GmbH

9.3   Fazit und Prognose

Bevor das Fahrrad ein Transportmittel für jedermann wurde, war es zunächst ein Gefährt für tendenziell reiche adlige Städter[51]. Techni-kinnovationen verbreiten sich seit Jahrhunderten in der Regel von bestimmten „Early Adoptern" ausgehend. So war es mit dem Inter-net und ist es mit dem Smartphone aktuell. Die Mediennutzungs-forschung zeigt sehr genau auf, dass nicht nur das Alter, sondern auch der formelle Bildungsstand die größten Einflussgrößen sind, ob ältere Personengruppen ein Smartphone haben oder gut mit ihm umgehen können[52]. Fazit: Nicht alle Patientenzielgruppen sind ak-tuell leicht und schnell mit digitalen Versorgungslösungen erreich-bar. BulimiepatientInnen sind beispielsweise zu 97 Prozent online erreichbar, OsteoporosepatientInnen lediglich zu 40 Prozent.[53] Es werden jedoch mit jedem Jahr Millionen mehr.

Parallel dazu ist aus der Forschung bekannt, dass digitale Therapie-begleiter regelmäßiger von Patienten genutzt werden, wenn sie vom medizinischen Fachpersonal empfohlen und erklärt werden[54].

Und drittens, das zeigen, wie in diesem Kapitel dargestellt, die aktu-ellen Trends, werden von Startups entwickelte Produkte und digitale Lösungen für Patienten in ersten Schritten in die ambulanten und stationären Versorgungsstrukturen des traditionellen, ersten Ge-sundheitsmarktes integriert.

Alle diese eben geschilderten Entwicklungen zeigen in eine Rich-tung, nämlich dass digitale Therapiebegleiter und digitale Angebote für Patienten mit den medizinischen Versorgungsstrukturen vor Ort für ein stimmiges Anwendungsszenario verflochten werden sollten. Vor dem Hintergrund der aktuellen Situation scheint es bis dahin noch ein langer Weg zu sein. Vermutlich wird der Druck auf das System noch massiv steigen, Nischenlösungen verschiedenster Art werden ihren Platz finden und sich weiterhin verbreiten, heftige De-batten werden geführt. Trotzdem ist seit 2018, und das wird vermut-lich noch mehr für 2019 gelten, deutlich Bewegung in das System gekommen.

9.4   Literaturverzeichnis

The Economist: Ausgabe Februar 2018: „An app a day: The London
    GP clinic that took on 14,000 new patients in three months.

---

51 Siehe exemplarisch: Geschwindigkeit und Innovation: 200 Jahre Fahrrad. Statis-
    tisches Monatsheft Baden-Württemberg 5 + 6/2017, Seite 5, online unter: https://
    www.statistik-bw.de/Service/Veroeff/Monatshefte/PDF/Beitrag17_06_02.pdf.
52 Siehe exemplarisch: Ergebnisse der größten Online-Befragung zum digitalen Pa-
    tient in Deutschland seit 2010: EPatient Survey 2018, online: epatient-survey.de.
53 Jährliche Analyse digitaler Patientenzielgruppen der EPatient RSD GmbH.
54 Talboom-Kamp et al: High Level of Integration in Integrated Disease Management
    Leads to Higher Usage in the e-Vita Study: Self-Management of Chronic Obstruc-
    tive Pulmonary Disease With Web-Based Platforms in a Parallel Cohort Design.
    J Med Internet Res 2017;19(5):e185.

Online: https://www.economist.com/britain/2018/02/17/the-london-gp-clinic-that-took-on-14000-new-patients-in-three-months (Abruf: 14.12.2018).

Statistisches Monatsheft Baden-Württemberg: Geschwindigkeit und Innovation: 200 Jahre Fahrrad. Ausgabe 5 + 6/2017, Seite 5, online unter: https://www.statistik-bw.de/Service/Veroeff/Monatshefte/PDF/Beitrag17_06_02.pdf.

Talboom-Kamp et al: High Level of Integration in Integrated Disease Management Leads to Higher Usage in the e-Vita Study: Self-Management of Chronic Obstructive Pulmonary Disease With Web-Based Platforms in a Parallel Cohort Design. J Med Internet Res 2017;19(5):e185.

EPatient RSD GmbH: Digitaler Gesundheitsmarkt Report. Eine jährliche Analyse des digitalen Gesundheitsmarktes im deutschsprachigen Raum. Online unter: www.dgm-report.de.

MobiHealthNews am 23.05.2018: With new approval, MemoryMD preparing to distribute its wearable EEG system, online: mobihealthnews.com/content/new-approval-memorymd-preparing-distribute-its-wearable-eeg-system (Abruf: 15.12.2018).

Die Autoren

Gerlinde Bendzuck ist die Vorsitzende der Landesvereinigung Selbsthilfe Berlin e.V.

Franz-Helmut Gerhards ist der Chief Digital Officer der DAK-Gesundheit.

Hauke Gerlof ist stellvertretender Chefredakteur der Ärzte Zeitung.

Dr. Ilona Köster-Steinebach ist Geschäftsführerin des Aktionsbündnises Patientensicherheit, APS.

Dr. Thomas Kriedel ist Vorstandsmitglied der Kassenärztlichen Bundesvereinigung.

Christian Rebernik ist CEO und Gründer von Vivy.

Dr. Alexander Schachinger ist Gründer und Geschäftsführer der EPatient RSD GmbH in Berlin, Marktforscher zu Entwicklungen auf dem digitalen Gesundheitsmarkt.

Andreas Storm ist Vorsitzender des Vorstandes der DAK-Gesundheit.

Marcel Weigand ist Mitglied im Vorstand des Aktionsbündnises Patientensicherheit, APS.